华西妇产科普丛书

聪明妈妈的

孕产期指导

CONGMING MAMA DE YUNCHANQI ZHIDAO

华西医生为您解读

周 容 张 力／主编

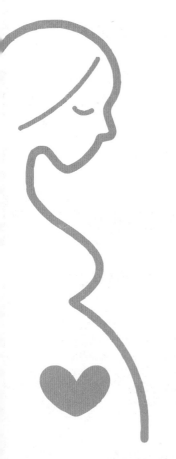

U0384346

 四川大学出版社

责任编辑：唐　飞　段悟吾
责任校对：龚娇梅
封面设计：罗夏楠
封面制作：墨创文化
漫　　画：墨创文化
责任印制：王　炜

图书在版编目(CIP)数据

聪明妈妈的孕产期指导：华西医生为您解读 / 周容，
张力主编. —成都：四川大学出版社，2017.11
ISBN 978-7-5690-1312-2

Ⅰ.①聪… Ⅱ.①周… ②张… Ⅲ.①妊娠期-妇幼
保健②产褥期-妇幼保健 Ⅳ.①R715.3

中国版本图书馆 CIP 数据核字（2017）第 280686 号

书名	聪明妈妈的孕产期指导——华西医生为您解读
主　编	周 容 张 力
出　版	四川大学出版社
地　址	成都市一环路南一段24号 (610065)
发　行	四川大学出版社
书　号	ISBN 978-7-5690-1312-2
印　刷	四川盛图彩色印刷有限公司
成品尺寸	146 mm×208 mm
印　张	4.25
字　数	104 千字
版　次	2018 年 2 月第 1 版
印　次	2018 年 2 月第 1 次印刷
定　价	32.00 元

◆读者邮购本书,请与本社发行科联系。
电话:(028)85408408/ (028)85401670/
(028)85408023　邮政编码:610065

◆本社图书如有印装质量问题,请
寄回出版社调换。

◆网址:http://www.scupress.net

版权所有◆侵权必究

编委会名单

主 编

周 容 张 力

副主编

张雪梅 吴 琳

编 委
（按姓氏笔画排序）

卫 蔷（四川大学华西第二医院） 王 明（枣庄市妇幼保健院）

孔令伶俐（四川大学华西第二医院） 代 莉（四川大学华西第二医院）

吕 琳（四川大学华西第二医院） 朱红梅（四川大学华西第二医院）

全 懿（四川大学华西第二医院） 刘 冬（四川大学华西第二医院）

吴 琳（四川大学华西第二医院） 汪 傲（四川大学华西第二医院）

张 力（四川大学华西第二医院） 张雪梅（四川大学华西第二医院）

张燕燕（北京协和医院） 陈洪琴（四川大学华西第二医院）

林小娟（四川大学华西第二医院） 罗林丽（四川大学华西第二医院）

周 容（四川大学华西第二医院） 贾 瑾（四川大学华西第二医院）

唐 林（四川大学华西第二医院） 曹秦艳（成都市妇女儿童中心医院）

龚云辉（四川大学华西第二医院）

前言

　　随着国家"二孩政策"的开放，越来越多的准妈妈踏入了再次孕产这条路，她们的年龄有些已在 35 岁甚至 40 岁以上，虽有怀孕的经验，也有了心理准备，但是在孕前、孕期及产后还是不免存在这样或那样的问题，比如现在这个年龄段备孕需要注意哪些问题？要做哪些检查？是不是孕前需要看遗传咨询门诊？可不可以不做羊水穿刺（羊膜腔穿刺）？第一胎是剖宫产的，第二胎可不可以顺产呢？

　　有经验的准妈妈们尚且如此，"没有经验"的"准"妈妈们，看着浩浩荡荡的门诊大军，大概更是疑惑了。因此，在四川大学出版社编辑联系我们后，这本书的大纲渐具雏形。书中的 22 个问题是我们在临床工作中多见的，涉及孕前、孕期及产后几个阶段，准备怀孕和已经怀孕的准妈妈们对其都应有大致的了解。正所谓有备而无患，我们希望通过本书的 22 个问题，准妈妈们在真实地面临诸多情况时有一本值得信赖的读本作为参考，从中找到答案，从而能处变不惊，沉着冷静地观察自己的症状，最大限度地避免"磕磕碰碰""虚惊一场"。

在备孕之前，很多女性对有关怀孕知识的了解都来自周围人的怀孕经历，高龄产妇的增多，又为备孕和妊娠增加了未知的神秘感。其实，高龄妇女由于年龄的因素，以及随年龄增大，内科合并症和妊娠期并发症的增多，使得备孕、妊娠期及产后都充满了各种各样的风险，这些风险有的涉及准妈妈和腹中的宝宝，有的涉及新妈妈和新生儿。例如：孕前需要保持身心健康，合理搭配膳食营养，改掉不良的生活习惯或方式；生病了应在医生的指导下合理用药，切忌硬扛；一旦怀孕，应及时建卡，详细告诉医生以前生过什么病，用了什么药，以前怀孕生产时有什么特殊情况，绝不能丝毫隐瞒，并且应该按照医生的建议定期产检。千万不能抱有既然前一次都很顺利，这次也应该很顺利的想法而不按时产检。殊不知，你现在的年龄已经比过去大了很多呢！孕期只做几次超声检查是远远不够的。另外，高龄妇女由于生殖能力的降低，备孕期间还需进行生殖能力的评估，有些需通过试管婴儿的方式来怀孕，这些都需要借助于人类辅助生殖技术来完成。

怀孕和其他人生中的重要事件是一样的，在紧张、焦急、努力和等待的过程中，幸福的果实也正在秘密酝酿，并终被摘取。我们所有作者、编辑人员和广大读者的心情都是一样的，希望每一个家庭、每一位孕产妇，都能心想事成，张开双臂拥抱自己最美好的果实。

本书邀请长期工作在华西第二医院临床一线、具有丰富经验的产科各领域的专家以及毕业于四川大学华西第二医院，在各地致力于产科发展的学者就孕前、孕期和产后的一系列问题进行解惑答疑，从专业的角度为广大的准妈妈或新妈妈们给出了中肯的建议，所给答案值得每一位准妈妈或新妈妈仔细阅读，并和家人分享。感谢所有作者的辛勤付出，感谢四川大学出版社的鼎力相助。不忘初心，情系母婴。尽管作者努力完善，精益求精，但由于篇幅有限，难以完全概括准妈妈或新妈妈的所有问题，望读者谅解。同时，书中难免有疏漏之处，在此希望广大读者给予批评指正，以便再次修订时予以改进。

编　者

2017 年 11 月

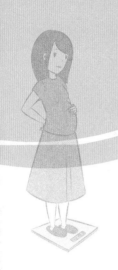

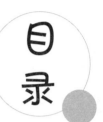

目录

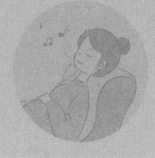

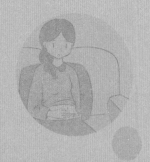

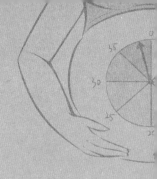

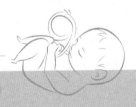

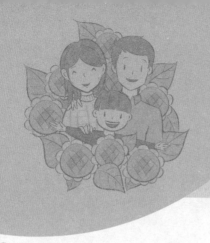

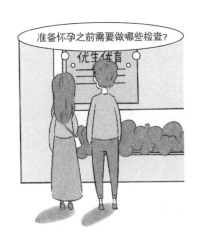

李丹今年刚好 34 岁，前几年因为工作太忙了，一直没有要小孩。现准备怀孕，预产期可能在 35 岁，考虑到年龄较大，又是第一次怀孕，难免有些紧张，故到医院来咨询孕前和孕期要做的相关检查。

❓ 产前的优生优育检查有哪些？

随着国家"二孩政策"的实施，高龄准妈妈逐渐增多。高龄准妈妈是指预产期年龄在 35 岁及以上的准妈妈。由于高龄准妈妈容易合并肥胖、糖尿病、高血压病、免疫系统疾病、子宫肌瘤等，孕前建议到相关科室进行病情评估，待病情稳定后再怀孕。

按照我国孕前和孕期保健指南的要求，孕前检查应包括：妇科常规检查，妇科超声检查，宫颈细胞学检查（1 年内未查者），弓形虫、风疹病毒、巨细胞病毒和单纯疱疹病毒 (TORCH) 筛查，肝肾功能，乙型肝炎病毒、丙型肝炎病毒、获得性免疫缺陷综合征（艾滋病）病毒、梅毒（输血免疫全套）的检查。因为甲状腺功能（以下简称甲功）异常的准妈妈容易发生流产，同时甲状腺激素对于胎儿的大脑发育至关重要，所以建议在孕前进行甲功的检查。若孕前甲功检查异常，建议去内分泌科就诊，待甲功控制稳定后再怀孕。孕期定期复查甲功，根据甲功的情况调整用药。

若血常规检查结果提示红细胞平均体积（MCV）及平均红细胞血红蛋白量（MCH）降低，结合孕妇的籍贯以及家族中有无贫血患者，建议进行地中海贫血检查以明确有无地中海贫血。若准妈妈为地中海贫血患者，则准爸爸也同时需要进行地中海贫血的检查。如果夫妇双方为同型地中海贫血患者，则需要进行羊膜腔穿刺明确胎儿有无地中海贫血（详见问题五）。

❓ 孕早期的检查有哪些？

孕早期应行 B 超检查，了解是否为宫内妊娠，同时也可以根据孕早期的 B 超结果核实孕周。如果有停经史、腹痛、阴道少量流血，要高度怀疑宫外孕，需立即到医院就诊。一般通过查血 HCG、超声检查或（和）阴道后穹窿穿刺即可确诊宫外孕。

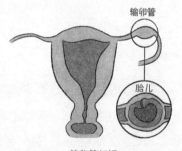

输卵管

胎儿

输卵管妊娠

首次产检，也就是建卡的时间应在 6 ～ 13^{+6} 周。

建卡的时候应该完善血、尿常规，凝血功能，肝肾功，血型，输血免疫全套的检查，必要时进行甲功的检查（孕前未做者）。

对预产期年龄在 35 岁以下的孕妇，在孕 10 ～ 13^{+6} 周的时候需要做早期唐氏筛查，了解胎儿患唐氏综合征的风险；同时行超声测量胎儿

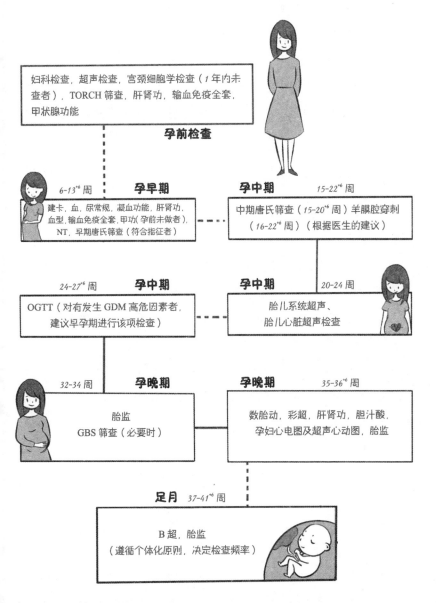

妇科检查，超声检查，宫颈细胞学检查（1年内未查者），TORCH 筛查，肝肾功，输血免疫全套，甲状腺功能

孕前检查

6-13^{+6} 周 　**孕早期**

建卡，血，尿常规，凝血功能，肝肾功，血型，输血免疫全套，甲功（孕前未做者），NT，早期唐氏筛查（符合指征者）

孕中期　　15-22^{+6} 周

中期唐氏筛查（15-20^{+6} 周）羊膜腔穿刺（16-22^{+6} 周）（根据医生的建议）

24-27^{+6} 周 　**孕中期**

OGTT（对有发生 GDM 高危因素者，建议早孕期进行该项检查）

孕中期　　20-24 周

胎儿系统超声、胎儿心脏超声检查

32-34 周 　**孕晚期**

胎监
GBS 筛查（必要时）

孕晚期　　35-36^{+6} 周

数胎动，彩超，肝肾功，胆汁酸，孕妇心电图及超声心动图，胎监

足月 37-41^{+6} 周

B 超，胎监
（遵循个体化原则，决定检查频率）

从怀孕到生产，准妈妈的孕期检查有哪些？

问题一

颈部透明带（NT）厚度。如果 NT 值不正常或者早期唐氏筛查结果不正常，可在 10 ～ 13^{+6} 周行绒毛活检或 16 ～ 22^{+6} 周行羊膜腔穿刺，进一步明确胎儿染色体有无异常。

对于地中海贫血高发区的孕妇，还应进行地中海贫血的相关检查（详见问题五）。对于有心脏病病史或体格检查发现异常者，应于第一次产检时做心脏的相关检查，根据准妈妈们的情况必要时复查。

❓ 孕中期的检查有哪些？

孕中期，一般在 15 ～ 20^{+6} 周进行中期唐氏筛查，此次筛查包括了对 21- 三体综合征（唐氏综合征）、18- 三体综合征、13- 三体综合征及开放性神经管缺陷的筛查。若检查结果提示 21- 三体综合征、18- 三体综合征及 13- 三体综合征高风险，则需在 16 ～ 22^{+6} 周进一步行羊膜腔穿刺，了解宝宝染色体的情况。若开放性神经管缺陷的筛查结果提示高风险，则需行宝宝神经系统针对性的超声检查。

我国母婴保健法规定，对高龄准妈妈（预产期年龄大于等于 35 岁的准妈妈），建议直接行产前诊断（如羊膜腔穿刺）来确诊胎儿染色体有无异常。

此外，近几年来逐渐推广应用的无创 DNA 检测，也受到广大准妈妈的欢迎。有关什么是无创 DNA 检测？无创 DNA 检测的适应证、禁忌证等详见问题三。

在孕 20 ～ 24 周，应完善胎儿系统超声和心脏超声的检查，这是检测胎儿结构是否存在异常的常用筛查手段。

孕 24 ～ 28 周应完善妊娠期糖尿病的筛查。对具有妊娠期糖尿病高危因素的准妈妈们，建议早孕期进行该项检查，必要时可在妊娠晚期

发生妊娠期糖尿病的高危因素

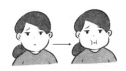
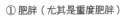

① 肥胖（尤其是重度肥胖）

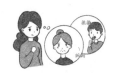

② 1 级亲属患 2 型糖尿病

③ 前次妊娠有妊娠期糖尿病
或分娩新生儿体重超过 4000g

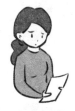

④ 孕前有多囊卵巢综合征

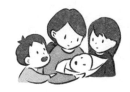

⑤ 多胎妊娠或高龄

⑥ 妊娠早期空腹尿糖反复阳性等

重复妊娠期糖尿病的筛查（详见问题九）；同时复查血常规及铁蛋白，了解是否有缺铁性贫血。

 孕晚期的检查有哪些？

孕晚期，一般在孕 32 周左右应再次行彩超检查，了解宝宝的生长发育情况及主要脏器的结构是否有异常。

在孕 32 ～ 34 周，应常规抽血监测胆汁酸和肝功，对有妊娠期肝内胆汁淤积症高危因素的准妈妈，应提前在孕 28 ～ 30 周开始监测，测定结果正常者于 3 ～ 4 周后复查。在 32 周以后，常规完善孕妇心电图和心脏超声的检查。

孕 32 周以后，准妈妈们应常规计数胎动（如何数胎动，请见问题十一），对有高危因素（如妊娠期糖尿病、羊水过多、妊娠期肝内胆汁淤积症等）的准妈妈应行电子胎心监护；对无高危因素的准妈妈于 34 周开始行电子胎心监护，具体开始时间和频率应根据准妈妈的情况及病情个体化决定。

孕 35 ~ 37 周，准妈妈必要时应行 B 族链球菌 (GBS) 筛查。37 周以后应注意行超声检查，了解胎儿的羊水情况，具体频率应根据病人的胎动情况及前次 B 超情况综合判断。

怀孕 37 周以后，医生通常会给准妈妈开具入院证，以备发生紧急情况，如胎动异常、胎膜早破、临产等，准妈妈们可及时入院处理。

一般来说，对于无妊娠期特殊情况的准妈妈们，孕 28 周前，每 4 周产检一次；孕 28 ~ 36 周，每 2 周产检一次，孕 36 周后，每周产检一次。但对于有特殊情况的准妈妈们，医生会建议增加产检频率，具体产检次数，医生会根据准妈妈们的具体情况而定。

（龚云辉）

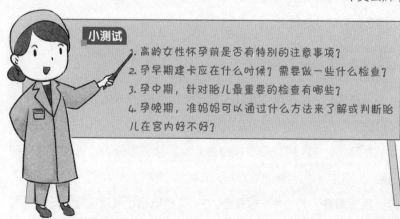

小测试

1. 高龄女性怀孕前是否有特别的注意事项？

2. 孕早期建卡应在什么时候？需要做一些什么检查？

3. 孕中期，针对胎儿最重要的检查有哪些？

4. 孕晚期，准妈妈可以通过什么方法来了解或判断胎儿在宫内好不好？

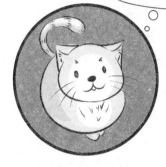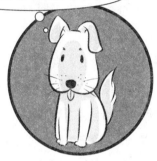

我们会对主人怀孕造成影响吗？

小王和小张是一对新婚夫妻，计划半年后怀孕，由于家中养有宠物，听人说怀孕前要做 TORCH 检查，就到遗传咨询门诊看医生，医生针对他们的问题进行了解答。

？ TORCH 是什么？检查的是什么？

TORCH 是对弓形虫（TOX）、风疹病毒（RV）、巨细胞病毒（CMV）、单纯疱疹病毒（HSV）以及其他病原体（如微小病毒 B19）的合并简称。TORCH 检查主要是针对上述病原体（包括 TOX、RV、CMV、HSV）的血清学抗体（IgG、IgM）进行检查，以了解受检者的免疫状态。

❓ TORCH 感染对怀孕会造成哪些不良影响？

弓形虫感染：弓形虫是猫科动物的肠道寄生虫，可引起人兽共患的弓形虫病。准妈妈如感染弓形虫，可经胎盘感染胎儿。受感染胎儿多数为隐形感染，有的出生后数月至数年才发病；也可造成准妈妈的流产、早产、死胎或胎儿畸形，尤以孕早期感染造成的胎儿畸形发生率高。

风疹病毒感染：风疹病毒经呼吸道传播，在人体引起风疹，风疹病毒感染可通过胎盘进入胎儿体内，引起宝宝流产、死胎，还可导致宝宝患先天性风疹综合征，引起宝宝畸形。

巨细胞病毒感染：巨细胞病毒可通过胎盘侵袭宝宝引起先天感染，少数造成流产、早产、死产或新生儿死亡。存活的患儿可发生黄疸、肝脾肿大、血小板减少性紫癜及溶血性贫血，可能遗留永久性智力低下等。

单纯疱疹病毒感染：单纯疱疹病毒可致多种疾病，如龈口炎、角膜结膜炎等，在人群中广泛分布，感染率极高。该病毒也可通过胎盘感染胎儿，引起流产、死胎或先天畸形等。

❓ IgM、IgG 指的是什么？有什么意义呢？

IgM、IgG 指的是免疫球蛋白，是人体的淋巴细胞受到一些抗原的刺激后产生的。IgM 是人体受到感染后产生最早的免疫球蛋白，它往往用来作为早期感染的检测指标；IgG 则产生较晚，往往用作感染后期或既往感染的指标。如果检查发现

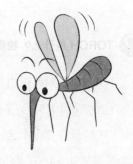

IgM 阳性，说明身体处于感染期；如果检查发现 IgM 和 IgG 都呈阳性，说明虽然感染了病原体，但是身体已经开始产生抗体来对抗病原体了；

如果检查发现只有 IgG，则说明曾经感染过病原体，现在身体已经产生抗体了。

? 什么是抗体亲和力？亲和力低或亲和力高分别有什么意义？

IgG 抗体亲和力通俗来讲就是 IgG 抗体对抗病原体的能力。如果 IgG 抗体的亲和力降低了，那么它对抗病原体的能力就下降了，对身体的保护能力就降低了；如果 IgG 抗体的亲和力高，则说明它对抗病原体的能力很强，从而可保护身体，远离疾病。

? TORCH 血清学检查中的 IgM 和 IgG 分别说明了什么问题？

TORCH 血清学检查大致有如下几种情况：

（1）既往感染：此时 TORCH 抗体检测结果提示 IgG 抗体阳性、IgM 抗体阴性，表示受检者曾经感染过相应的病原体，机体产生了相应抗体。

（2）原发性感染：即第一次受到某种病原体的感染。TORCH 抗体基础状态为 IgG 抗体阴性，感染后再次检测相应抗体，出现 IgM 抗体阳性，之后出现 IgG 阳性。此时查 IgG 抗体亲和力低。

（3）复发感染：在宿主免疫功能低下的情况下，潜伏状态的病毒重新激活所导致的感染。TORCH 抗体基础状态为 IgG 抗体阳性，感染后再次检测血清抗体，IgG 抗体滴度上升 4 倍以上，IgM 抗体可能为阳性或阴性，此时查 IgG 抗体亲和力高。

（4）IgM 抗体长期携带：极少数人无相应的感染症状，但 IgG 抗体阳性，同时 IgM 抗体阳性持续时间可长达 1 年以上。对定量检测复查到 IgM 和 IgG 抗体滴度无显著变化，建议到医院就诊，医生将根据

孕前有必要做 *TORCH* 检查吗？

问题二

临床表现、实验室检查结果，给出是否可以怀孕的医学建议。

❓ 孕前有必要做该项检查吗？

由于 TORCH 宫内感染可能与不良妊娠结局和新生儿出生缺陷有关，因此对于准备怀孕的妇女来说，这项检查还是很有必要的。成人 TORCH 感染后虽然临床表现轻微无特异性，但在这些人群中可能有潜在感染高危对象。因此进行 TORCH 抗体的检查，既可以明确受检者对 TORCH 的自然免疫状态，同时也筛查了可能存在的潜在感染者。

❓ TORCH 感染的高危因素有哪些？

孕前或孕期有宠物接触史，风疹患者接触史，夫妻双方或单方曾患生殖器、口唇或其他部位皮肤疹或疱疹，孕期有发热和（或）上呼吸道感染症状等，都是 TORCH 感染的高危因素。

❓ 什么时候做 TORCH 检查合适呢？

准备怀孕的妇女建议在孕前 3 个月常规进行 TORCH 抗体检测。对于 RV-IgG 抗体阴性的妇女，建议到当地疾病预防控制中心注射麻风腮三联疫苗，避孕 3 个月，复查 RV-IgG、RV-IgM 后，再计划怀孕。

❓ 准妈妈 TORCH 感染会导致宝宝的宫内感染吗？

准妈妈 TORCH 感染后是否会导致宝宝宫内感染与其免疫状态、感染的持续时间有关。一般来说，原发感染对宝宝的影响较复发感染更大，发生在孕早期的宫内感染对宝宝的危害最严重。对于怀疑有孕期感染的准妈妈，应该及时到医院就诊，由医生对宝宝是否有感染及预后进行评估。

对于有生殖道 HSV-Ⅱ（单纯疱疹病毒Ⅱ型）感染的准妈妈，经阴道分娩时垂直传播给宝宝的风险是 30% ~ 50%，在孕晚期可进行 HSV-DNA 定量检测，根据检测结果和临床症状给予治疗和确定分娩方式。

（朱红梅　张雪梅）

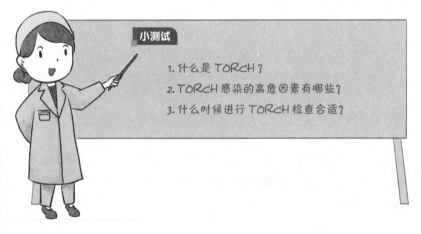

小测试

1. 什么是 TORCH？
2. TORCH 感染的高危因素有哪些？
3. 什么时候进行 TORCH 检查合适？

孕前有必要做 *TORCH* 检查吗？

问题二

> **问题三** 唐氏筛查高风险的准妈妈可以不做羊膜腔穿刺吗?

准妈妈小朱,28岁,目前怀孕18周,唐氏综合征筛查提示高风险,到医院咨询医生是做羊水染色体产前诊断,还是无创DNA检测。医生针对小朱的问题给出了建议……

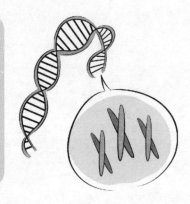

? 唐氏筛查高风险,还需要进一步做什么检查呢?

唐氏筛查高风险,指的是宝宝患唐氏综合征的风险高,需要做羊水染色体检查,诊断宝宝是否患有唐氏综合征(即 21- 三体综合征,又称先天愚型)。

? 什么是无创 DNA 检测? 可以查什么?

无创 DNA 检测即高通量基因测序非整倍体产前筛查,即在怀孕 12 ~ 26^{+6} 周通过抽取 7 ~ 10 ml 准妈妈的血液,检查准妈妈血浆中游离的宝宝的 DNA,得出宝宝特定染色体非整倍体的风险率。主要针对宝宝 21- 三体、18- 三体和 13- 三体的风险进行筛查。相对于血清学唐氏筛查,无创 DNA 检测检出率更高,假阳性率更低,可以减少羊膜腔穿刺,对于有手术禁忌或顾虑的准妈妈来说,无创 DNA 检测是一个很好的选择。

❓ 无创 DNA 检测提示高风险，还需要做什么检查呢？

无创 DNA 检测是一种准确度很高的产前筛查方法，如果检测结果为高风险，准妈妈们还是需要做羊膜腔穿刺进行羊水染色体产前诊断。

❓ 无创 DNA 检测低风险，宝宝就安全了吗？

无创 DNA 检测通常只对宝宝 21- 三体、18- 三体和 13- 三体的风险进行筛查，检测结果为低风险者还是有其他染色体异常，或者宝宝其他发育异常的可能。因此，准妈妈们还需要定期进行产前检查和超声筛查，以了解宝宝的发育情况。

❓ 无创 DNA 检测适用于哪些准妈妈？

按照我国目前的规定，无创 DNA 检测主要有以下适应证：

（1）宝宝存在染色体非整倍体临界风险，即唐氏综合征风险值为 1/1000 ～ 1/270，18- 三体综合征风险值为 1/1000 ～ 1/350，可以选择做该项检测。

（2）准妈妈本身有先兆流产、发热，有出血的倾向或者感染等手术禁忌证，不适合做羊膜腔穿刺。

（3）错过了血清学筛查的时间，但是希望能够了解宝宝患 21- 三体、18- 三体和 13- 三体综合征的风险，可以进行无创 DNA 的检测。

❓ 唐氏筛查高风险可以做无创 DNA 检测吗？

在我国现行的技术规范下，唐氏筛查高风险或高龄准妈妈首先建议做宝宝羊水染色体产前诊断。如果准妈妈们有手术顾虑，希望做无创 DNA 检测，也应该知道该项检测的局限，对 21- 三体、18- 三体和 13- 三体这三种染色体以外的其他染色体异常，无创 DNA 检测是无法查出的。

? 哪些情况不能做无创 DNA 检测呢？

（1）以前生育过染色体异常患儿的准妈妈，或夫妻双方之一有染色体异常。

（2）如果准妈妈 1 年以内接受过输血、细胞移植或者免疫治疗，可能导致检测结果不准确，不能做无创 DNA 检测。

（3）准妈妈怀有双胎或多胎、经辅助生殖技术（IVF）受孕、合并恶性肿瘤等情况都不适合做无创 DNA 检测。

（4）如果准妈妈家族中有单基因遗传病患者，也不适合做无创 DNA 检测。

（朱红梅　张雪梅）

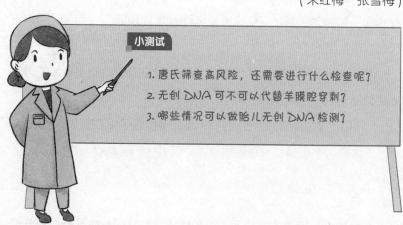

小测试

1. 唐氏筛查高风险，还需要进行什么检查呢？

2. 无创 DNA 可不可以代替羊膜腔穿刺？

3. 哪些情况可以做胎儿无创 DNA 检测？

问题四 羊膜腔穿刺会引起感染或流产吗？

王女士，36岁，现在怀孕18周。由于为高龄准妈妈，医生建议进行宝宝的羊水染色体检查，王女士很担心羊膜腔穿刺术的风险，非常纠结。怎么办呢？这天，王女士和她的丈夫到遗传咨询门诊去看医生，询问相关情况。医生仔细耐心地回答了王女士和她丈夫的有关问题。

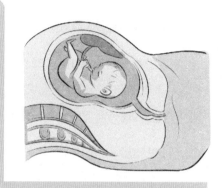

？高龄孕妇必须要做羊膜腔穿刺术吗？

按照我国《母婴保健法》的规定，准妈妈在预产期时年龄大于或等于35岁，应该在孕期行羊膜腔穿刺术产前诊断。由于王女士的年龄超过了35岁，宝宝发生染色体异常的风险比低龄准妈妈更高，因此建议进行产前诊断，明确宝宝是否有染色体异常。

？羊膜腔穿刺术是什么呢？怎么做的？

羊膜腔穿刺术（即常说的羊水穿刺）是指在超声引导下，用穿刺针经过准妈妈的腹壁、子宫壁进入羊膜腔内抽取宝宝羊水，进行宝宝遗传学检查的手术过程。整个手术过程比较简单,准妈妈需要术前排空膀胱,仰卧于手术台上,医生经过超声定位穿刺部位,严格消毒后,穿刺抽取羊水约 20 ml。准妈妈们术后休息 30 分钟即可离开医院,在术后一周内应注意休息。

？ 什么时候适宜做羊膜腔穿刺术呢?

手术的最佳孕周是 16 ~ 22^{+6} 周。但是随着分子遗传学的发展,孕 23 周后需要进行产前诊断的准妈妈也可以进行。建议最迟在 28 周前进行,明确胎儿遗传学情况,便于后期进一步的咨询和处理。

？ 为什么要做羊膜腔穿刺术?有什么好处?

通过羊膜腔穿刺可获取宝宝细胞进行产前诊断,包括宝宝染色体检查、遗传病基因检测及生化酶学检测等,避免遗传病患儿的出生。例如,目前唐氏综合征(21-三体综合征)的患儿有智力障碍或者伴有其他的先天异常,没有有效的治疗方法,存活的时间相对较长,需要有人终生照顾。因此会给家庭和社会带来非常沉重的经济负担,同时也给家庭带来精神上的压力。通过羊水染色体的检查,可以诊断包括唐氏综合征等染色体疾病,从而避免唐氏综合征患儿的出生。

？ 哪些准妈妈应该做羊膜腔穿刺术进行产前诊断?

按照目前的医学规定,有以下情况时建议做产前诊断:

(1)准妈妈预产期时年龄大于等于 35 周岁;

(2)准妈妈曾经生育过染色体异常的宝宝;

(3)产前筛查结果为高风险的准妈妈;

（4）夫妻一方有染色体结构的异常；

（5）夫妻或亲属中有遗传性疾病患者，并且这种遗传病是可以诊断的。

? 哪些准妈妈不能做羊膜腔穿刺术？

如果准妈妈有以下情况，就不能做羊膜腔穿刺术：

（1）有先兆流产的准妈妈；

（2）在手术前连续 2 次体温升高，腋温不低于 37.2 ℃；

（3）有盆腔或者子宫内感染的准妈妈；

（4）准妈妈的凝血功能检查异常，或者血小板减少；

（5）准妈妈处于心脏、肾和肺部疾病的急性期或者有严重的功能异常。

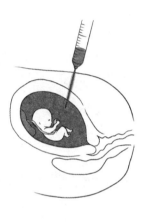

? 如果不能做羊膜腔穿刺术，还可以做其他什么检查呢？

如果准妈妈不能做羊膜腔穿刺术，目前可通过无创 DNA 检测来了解宝宝发生 21- 三体、18- 三体和 13- 三体综合征的风险。不过无创 DNA 只能检测 3 对染色体的情况，而羊膜腔穿刺染色体核型分析可以检测所有的 23 对染色

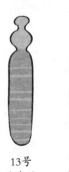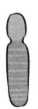

| 13号染色体 | 18号染色体 | 21号染色体 |

体的情况，因此，无创 DNA 检测不能代替羊膜腔穿刺。

❓ 羊膜腔穿刺会引起流产和感染吗？

羊膜腔穿刺术是严格按照无菌操作来进行的，有严格的适应症和禁忌症，因此引起感染及流产的风险很低。目前来说，这个手术还是相对比较安全的，穿刺后流产率小于 0.5%。而且现在很多研究结果发现，一些术后流产与手术本身没有关系，也可能是宝宝本身异常的淘汰。此外，常用的进行产前诊断的取材方法还有绒毛取样术和脐静脉穿刺术，这两种手术的流产率分别为 2% ~ 3% 和 0.5% ~ 1%。因此，羊膜腔穿刺术仍然是最常用和最安全的产前诊断取材方法。

❓ 手术前应该注意些什么？

手术前准妈妈应该注意健康饮食，注意休息；手术前 3 天禁止性生活；做好个人卫生；如果医院离家远的话，尽量提前一天在医院附近休息一晚，避免手术当天劳累；手术前一天还应该做术前检查（一般包括血常规、凝血功能和宝宝超声的检查）。

❓ 羊膜腔穿刺术后应该注意什么？

穿刺后应该休息半个小时再离开医院；手术当天避免长时间坐车，离家比较远的准妈妈可就近休息一晚；手术后 24 小时内不要洗澡；手术后一周应该注意休息，避免长时间走动；手术后两周禁止性生活；如果手术后出现体温升高、腹痛、阴道流血或有液体流出等，应该尽快到最近的医院就诊。

（朱红梅　张雪梅）

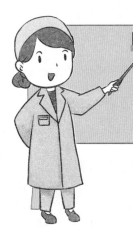

1. 哪些情况下准妈妈需要做羊膜腔穿刺？

2. 哪些情况下准妈妈不能做羊膜腔穿刺？

3. 什么时候适宜做羊膜腔穿刺？

羊膜腔穿刺会引起感染或流产吗？

问题四

问题五 有地中海贫血基因的准妈妈和准爸爸，宝宝要做什么检查？

准妈妈小王，28岁，第一胎分娩了一个有重度地中海贫血的宝宝，经过基因检查为α地中海贫血，小王夫妻双方后来也做了基因检查，结果提示双方均携带有α地中海贫血的基因，也就是杂合子。现在，小王再次怀孕，她来到医院咨询医生，她应该怎么办？

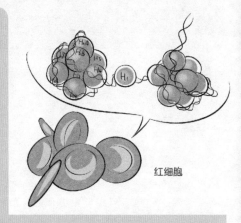

红细胞

? 地中海贫血是什么病？

　　地中海贫血（通常简称地中海贫血）是由于珠蛋白肽链合成障碍所引起的一组遗传性溶血性贫血，是全球分布最广、累积患者最多的一种单基因病，以α地中海贫血和β地中海贫血较为常见，分为轻型和重型。绝大多数重型患者于儿童期死亡。目前，除了长期输血外，尚无有效的治疗方法，给家庭及社会带来沉重的经济和心理负担。

? 地中海贫血是怎样遗传的？

地中海贫血是一种常染色体隐性基因遗传病。通俗来讲，人体中每个细胞核中的常染色体有 22 对，每对染色体的 DNA 上有无数的基因片段，每个基因片段由位于两条染色体上的两个等位基因组成。两个等位基因相同则称为纯合子，而两个等位基因不同则称为杂合子。隐性遗传要求两个等位基因均为隐性致病基因才会表现出相关性状（纯合子）；而如果仅有一个隐性致病基因，则为携带者（即杂合子），一般不表现或只表现很轻的症状。

? 如果第一胎宝宝是重型地中海贫血，再次发生重型的风险有多大？

由于地中海贫血是隐性遗传，如果第一胎宝宝为重型地中海贫血，那么夫妻双方均为同型地中海贫血的携带者，再次妊娠时宝宝有 1/4 概率患重型地中海贫血，1/2 概率为地中海贫血基因携带者，1/4 概率为正常。

? 地中海贫血的宝宝有什么表现？

重型 α 地中海贫血的宝宝，在孕期超声检查时常表现为水肿，最早可在 3 个月出现，会出现胸腹腔积液、胎盘增厚、心 / 胸比值增大、肝脾肿大等体征。

重型 β 地中海贫血的宝宝，则多数在出生后发病，表现为进行性慢性溶血性贫血，以及骨髓等多器官的逐步损害。

宝宝为地中海贫血基因携带者（杂合子），在孕期一般没有特征性的表现，出生后可表现为一定程度的贫血，血常规检查为小细胞低色素贫血。

有地中海贫血基因的准妈妈和准爸爸，宝宝要做什么检查？

问题五

❓ 怎么诊断地中海贫血呢?

很多地中海贫血基因的携带者可能没有任何症状,如果血常规检查结果提示为小细胞低色素贫血,即平均红细胞体积(MCV) < 80 fl 和 (或) 平均红细胞血红蛋白含量(MCH) < 27 pg,需要进行地中海贫血基因检测确诊。夫妻双方之一如果诊断为地中海贫血,则需要做另一方的地中海贫血基因检测,了解是否有同型地中海贫血,以评估宝宝患重型地中海贫血的风险。

❓ 哪些情况需要做地中海贫血的产前诊断呢?

有以下情况的女性,怀孕后需要做产前诊断:

（1）曾生育患重型 α 地中海贫血或 HbH 病宝宝的夫妇;

（2）曾生育患重型 β 地中海贫血宝宝的夫妇;

（3）夫妇双方为同型地中海贫血(α 地贫或 β 地贫)基因携带者。

❓ 地中海贫血什么时候做产前诊断呢? 怎么做呢?

如果夫妻有以上高风险因素,以下三种方式可以获取宝宝细胞,进行产前诊断。

（1）绒毛取样术,在孕 10 ~ 14 周抽取绒毛进行地中海贫血基因检测。

（2）羊膜腔穿刺术,在孕 16 ~ 22^{+6} 周抽取羊水进行地中海贫血基因检测。

（3）脐血穿刺术,在孕 18 周以后抽取脐血进行地中海贫血基因检测。

（朱红梅　张雪梅）

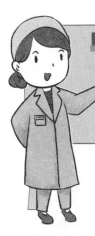

小测试

1. 地中海贫血会由父母遗传给胎儿吗？

2. 哪些情况下需要进行地中海贫血的产前检查呢？

3. 妊娠期可通过什么方法来进行胎儿是否有地中海贫血的检查呢？

有地中海贫血基因的准妈妈和准爸爸，宝宝要做什么检查？

问题五

问题六　孕期服药时需要注意哪些问题？

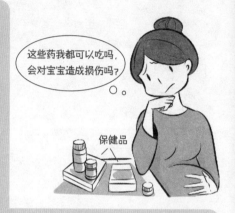

王女士在怀孕 8 周时因为周围同事感冒被传染了，出现了流鼻涕、打喷嚏、乏力、发烧、头疼、咳嗽、咳痰，这些症状非常困扰她，但是她又不想去医院看病，也不敢吃药，怕吃药对孩子有影响，于是就在家里采取喝热水、捂汗等老办法，一周后感冒仍不见好，还有加重的表现，无奈之下她选择到医院就诊，检查后诊断为上呼吸道细菌感染，经过头孢类抗生素治疗后，王女士感冒症状很快得到了缓解。

这些药我都可以吃吗，会对宝宝造成损伤吗？

保健品

？怀孕以后如果生病了，真的就不能吃药吗？

现有研究表明，妊娠期间如果准妈妈对所患疾病不给予及时的药物治疗，对药物的致畸性过度恐慌，不仅会延误治疗，疾病本身也会对宝宝发育造成不良影响。

？在孕期准妈妈们应该怎么合理用药呢？

在妊娠期，准妈妈心输出量增加，血浆容量增加，血浆白蛋白降低，肾血流量也明显增加，胃肠道运动明显减少，这些都会改变药物在体内的代谢特征。因此，孕期用药和非孕期有很大的不同（包括剂量、用药时间等）。医生用药时需要考虑准妈妈和宝宝两方面的情况。通常，需要权衡利弊，既考虑药物对准妈妈和宝宝的益处，也要考虑药物可能对宝宝的潜在不良影响，以及疾病本身对准妈妈和宝宝的影响。

准妈妈在接受药物治疗的同时，宝宝也是药物的接受者，胎盘是药物通过准妈妈进入宝宝体内的渠道。由于胎盘本身的功能和结构，绝大多数药物是可以通过胎盘进入宝宝体内的。

那么，是不是所有药物都会引起宝宝畸形呢？肯定不是的。这和宝宝的孕龄大小，药物的剂量、分子大小、脂溶性等有关。

首先，宝宝暴露于药物时所处的生长时期（即孕龄）很关键。受精后 2 周，受精卵进入宫腔，胚泡植入子宫内膜，这段时间受精卵或胚泡持续有丝分裂，形成胚胎干细胞，该时期药物的影响产生"全或无"效应，即出现两种情况：胚胎受损严重发生流产，或危害较轻，胚胎自身完全修复继续生长。

受精后 3 ～ 8 周，为宝宝主要器官形成时期，亦为致畸高度敏感期，此时用药可能会损害已经成形器官的细胞。

受精后 9 周至足月，胎儿器官发育和功能逐渐完善，但生殖系统和神经系统仍在继续分化，宝宝若此时暴露于有害物质，可能会出现早产、出生低体重及功能与行为异常等。

其次，药物的剂量也是影响药物对宝宝致畸作用的主要因素，如

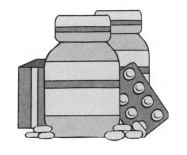

适量维生素 A 属于 A 类药物,但大剂量可致畸,属于 X 类药物,有些解热镇痛药低剂量为 C 类药物,大剂量则成为 D 类药物。

因此,妊娠期用药没有绝对的安全期,医生用药需考虑宝宝的发育阶段,选用作用时间短和有效剂量最低的药物。

❓ 如何辨别准妈妈可否服用某种药物?

1979 年,美国食品和药品管理局(FDA)第一次发布了对妊娠、哺乳和分娩期间用药信息标签的特殊要求,将药物对妊娠的风险分为 A、B、C、D 和 X 5 类,每种分类均以是否存在动物和 / 或人类的研究证据、证据来源和研究结果(阳性结果或阴性结果)进行定义。分类的主要目的是在宝宝暴露于药物之前,为医生和计划妊娠的人群提供咨询服务,即提供证据支持、危险 / 益处指导。但是它太依赖于临床医生的判断,经常会被曲解和错误使用。2014 年,FDA 又发布了一项新规定,要求处方药标签要更清楚地标明孕期和哺乳期女性服用药物的风险,取消这种简单的五分类方法,在药品标签上不允许再使用字母来描述风险。因此,服药之前细看药物的使用说明书及标签是必须的行为。

就像王女士在孕期感冒一样,大多数准妈妈都可能会遇到这样的情况。而当我们遇到孕期感冒时,应该采取怎样的办法呢?

❓ 撇开药物,感冒对准妈妈和宝宝有什么不良影响?

若准妈妈感冒症状较轻,症状为流清涕、打喷嚏等,对宝宝影响可能不大。但若准妈妈感冒症状较重,则对宝宝影响较大。有的流感病毒在感染准妈妈后可影响宝宝的生长发育,使其出现低能、弱智及各种畸形。

妊娠早期（孕 12 周之前）是胚胎器官发育的关键时期，此时若感染病毒，出现感冒症状，应及时到医院就诊，检查 TORCH 等病毒系列，了解有无明显致畸病毒感染。但如果患重感冒，或者是感冒并发肺炎，出现高烧、咳嗽、呼吸困难等症状，可导致宝宝缺氧、流产、死胎、胎儿宫内生长受限、早产等，当出现这些症状，尤其是出现发热时，准妈妈需及时就诊，及时处理。

准妈妈新陈代谢速率较快，体温比一般人略高 0.5℃，当准妈妈的体温上升至 37.5℃以上时，就应该考虑是发热；若体温超过 38.5℃，就必须特别注意。

发热对准妈妈来说，会增加新陈代谢速率，还会出现头痛、食欲不振、全身倦怠、心悸，甚至脱水等不适症状，更会增加准妈妈心肺功能的负担。对宝宝来说，有动物实验证明，在怀孕早期，如果母体温度比正常值升高 1.5℃，就可能引起胚胎脑部发育障碍、心脏畸形等。在怀孕初期，如果准妈妈体内的胚胎发育在 6 周左右，即神经管发育期，严重的高热（每天升高 2℃ ~ 3℃，持续 1 小时），可造成小头畸形、智力障碍等。还有报道表明，在妊娠的前 1/3 阶段内，母亲发热 38.9℃以上持续 1 天或更长时间，会增加胎儿畸形率。

感冒的后果可大可小，因此对于准妈妈来讲，最好的策略就是不要感冒，穿着合适的衣物，尽量少到空气不流通、人流量特别大的地方去凑热闹，离感冒的人远一点。如果患上症状较轻的感冒，要注意多饮水，多休息。但是如果合并咳嗽、咳痰或者发热等，需要及时到医院就诊，在医生的检查和指导下进行合理有效的治疗。

总而言之，在准备怀孕的时候和怀孕以后，没有必要的话应该尽量避免服药。但是一旦有必要，还是应该在医生的指导下服药，千万不可硬扛。

因为与服药可能带来的不良影响相比，不服药的话疾病本身会给准妈妈和宝宝带来更大的不良影响。

其实，孕期用药的情况很普遍，在医生的指导下，多数药物是可以在孕期安全使用的。

（代莉　周容）

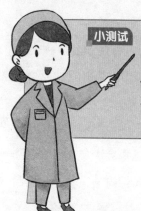

小测试

1. 妊娠期生病了，什么药也不能吃吗？

2. 妊娠期准妈妈预防感冒最好的方法是什么呢？

3. 妊娠期准妈妈生病了，如果不吃药，是不是就可以避免对宝宝的影响呢？

问题七　　孕期如何补钙？

一位 29 岁的准妈妈怀孕 8 个多月了，有将近一个月的时间频繁出现手脚麻木、小腿抽筋，但这些症状并没有引起她的重视，医生开的钙片也忘了服用。在一次产检中，医生在询问过她的情况后，告诉她：这是明显的缺钙症状！

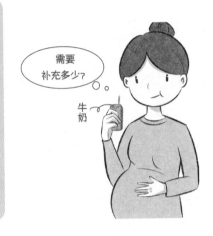

? 缺钙对准妈妈和宝宝有什么影响？

缺钙不仅对准妈妈本身的健康有很大的影响，比如发生骨质疏松、妊娠期高血压疾病等妊娠期并发症的机会增加；而且还有可能对宝宝造成不良影响，导致方颅、前囟闭合异常、脑发育障碍、免疫功能低下、骨骼牙齿发育异常、先天性喉软骨软化病、先天性佝偻病等。

听了这些，案例中产检的准妈妈才开始后悔起来，她认为平时自己是很注意饮食营养的，为什么还是缺钙了呢？

实际上，许多准妈妈在怀孕的中晚期可能都有过这样的经历：牙齿松动、四肢无力、腰酸背疼、头晕、失眠、肌肉痉挛（常表现为夜间

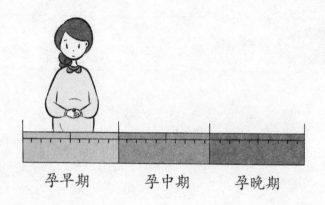

孕早期　　　　孕中期　　　　孕晚期

小腿抽筋）、手足抽搐或麻木等。很少一部分准妈妈还会发生骨质疏松，进而产生了骨质软化症、骨盆畸形。

为什么会出现这些问题呢？有经验或者提前做过功课的准妈妈就会想到：是缺钙了吗？

❓ 孕期为什么会出现缺钙的症状呢？

宝宝的快速生长。

为了保证宝宝的正常生长发育，如脊柱、四肢以及头颅的正常骨化，在妊娠早期（0～3个月），准妈妈通过胎盘每天向宝宝提供约50 mg的钙，到孕中期增至150 mg，妊娠晚期（孕28周后），因为骨骼生长需要，是宝宝对钙需求量最大的时期，平均每天需要从准妈妈的体内摄取约350 mg的钙。当宝宝满月时，体内含钙量达到25～30 g，其中80%都是在妊娠晚期获得的。

准妈妈的生理变化。

妊娠期间，准妈妈们钙吸收减少而排泄增加。妊娠早期，早孕反应不同程度地影响了准妈妈的胃肠道功能，抑制了钙的摄取和吸收，同时频繁的呕吐导致食入的含钙物质丢失；准妈妈的血容量自孕中期开始增加，至足月分娩前较孕前平均增加了 1450 ml。血容量的增加一方面使血钙浓度下降，另一方面导致肾小球滤过率的增加（较孕前增加了50%），最终导致钙的排泄增加；而且孕期雌激素的增加抑制了钙的再次吸收，这种变化在妊娠晚期更加明显。

饮食及生活习惯。

由于我国膳食是以植物性的食物为主，乳类及乳制品较少，因此钙的摄入量相对较少，而且钙离子极易与蔬菜，如菠菜、苋菜、茭白中的草酸成分，大米、面粉中的植酸成分，以及磷酸盐等形成不溶性的钙盐，影响了钙的吸收。

同时，不良的生活习惯也会影响钙的吸收，比如高盐饮食、酗酒、吸烟、长期饮用碳酸饮料都会导致钙的流失；炸薯条、汉堡、披萨等食物中偏高的钙磷比值也影响了钙的吸收。长期室内工作者或者长期呆在家中的准妈妈们，因缺少日光的照射，引起体内维生素 D 的不足，也会影响钙的吸收。

❓ 如何适时适量地补钙？

中华医学会建议，准妈妈钙的摄入量标准在每日 1000 ~ 1500 mg，自 16 周起每天需摄取 1000 mg 的钙，晚期增至 1200 ~ 1500 mg。

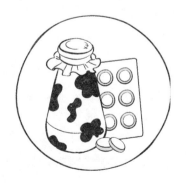

在日常生活中，有种类繁多的食材可以用来补钙，富含钙的食品有牛奶（每 100 g 含钙约 120 mg）、鲤

鱼、豆制品（豆腐及豆干中含钙较高主要是因为在生产过程中加入了硫酸钙，也就是日常生活中所说的石膏，因此含钙量远比豆类高）、虾米、黑木耳、紫菜、苹果、羊肉、猪脑、鸡肉、鸡蛋、杏仁、芹菜、油菜、芝麻、莲子、蘑菇、黑枣、花生、红枣、西瓜子;有些绿色蔬菜如甘蓝、花椰菜等因含钙丰富而草酸含量少，是钙的较好来源，准妈妈们应避免过多食用含磷酸盐、草酸等食物，以免影响钙的吸收。

在食用以上含钙丰富的食品时，可食入少量的醋，促进钙的吸收。同时，可适当地补充维生素 D 或者含维生素 D 的食物，如奶油、蛋黄、动物肝脏等，多进行日光照射、体育运动等也能帮助钙的吸收。

❓ 准妈妈从饮食中摄取的钙能够满足自身以及宝宝发育的需要吗?

一般产科医生都会建议孕 20 周左右的准妈妈开始补钙。

在孕早期，准妈妈们可通过增加摄入含钙量高的饮食来满足自身及宝宝的需求，但宝宝在 4 个月的时候开始进入快速增长期，全身的骨骼发育及牙齿的生长都需要足够钙的加入和支持。此时，准妈妈通过传统饮食摄取的钙已经无法满足宝宝以及自身的营养需求。然而，我国孕妇在孕期的每日钙摄入量平均为 300 ~ 400 mg，显著低于中华医学会推荐的 1000 ~ 1500 mg 的每日钙摄入量。因此，为了保证宝宝的正常发育以及准妈妈们的自身健康，从怀孕中期就应该开始考虑补钙的问题，而不是等到出现明显的不适后才考虑补钙。

❓ 面对众多的钙制剂，该如何选择呢?

这个问题已经有专家为准妈妈们总结好了:

（1）碳酸钙和磷酸钙的溶解需较低的 pH 值，故不适合于胃酸缺乏者。

（2）以葡萄糖酸钙、乳酸钙、枸橼酸钙等为代表的有机酸钙，它们的特点是钙含量较低，但比碳酸钙易溶解，适于胃酸缺乏者，但长期服用葡萄糖酸钙会使血糖升高，故患糖尿病的准妈妈不能使用。

（3）以氨基酸螯合钙为代表的有机钙，含钙量高，在酸性胃液及碱性肠液中均能稳定地溶解而不产生沉淀，提高了钙的利用率。

（4）动物骨骼以及海洋生物来源的钙剂，因容易受到铅等重金属的污染，所以不建议服用此类钙剂。

❓ 补钙当中遇到的那些尴尬事……

妊娠期准妈妈的运动量减少，加上体内激素的变化导致胃肠道蠕动减慢，而且肠道受到增大子宫的压迫，所以她们成为容易便秘的群体。准妈妈们服用了补钙产品（尤其是含有碳酸钙成分的钙剂）后，容易形成较硬的物质而不易排出，从而加重便秘。

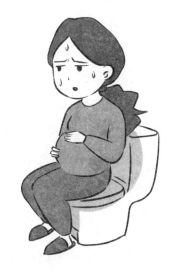

山梨醇能够放松舒缓肠胃，增加肠腔内的渗透压，让水分聚集增多，使肠道扩张、蠕动加快；同时还能够调节肠道内菌群，帮助软化肠道内的排泄物，从而有效预防便秘的发生。因此，建议容易发生便秘的准妈妈们选用含有山梨醇成分的钙剂。没有患糖尿病的准妈妈还可以饮用蜂蜜水，也可以起到滋润肠道、帮助排便的作用。

牛奶中含钙丰富，是一种很好的补钙食品，但是有一部分准妈妈服用牛奶后会出现腹泻、嗳气、频繁排气等症状，这是因为在她们的体内缺乏一种酶，不能将牛奶中的乳糖分解为单糖，乳糖在结肠内发酵后便出现了这些症状。那这些准妈妈乳糖不耐受是不是就不能服用牛奶了？其实不是这样的，每个人的反应轻重不一，可以少量多次饮用，也可以在服用牛奶前进食一些谷物类食品，或者同时服用乳糖酶或者含乳糖酶的奶制品，也可以用酸奶代替牛奶，若反应较严重，也可食用其他含钙丰富的食品取代牛奶。

❓ 产后需要继续补钙吗?

哺乳期依然是需钙量很大的阶段，产妇每天大约需要钙 1200 mg。有文章数据显示：新妈妈如果每日泌乳 1000 ~ 1500 ml，就要失去 500 mg 左右的钙。

中国营养学会建议，哺乳期妇女每日需摄入钙约 1600 mg。

这通过产后日常的饮食是很难满足的，除了增加饮食中含钙量高的食品外（如继续饮用牛奶等），还需要每日服用钙剂。如果新妈妈摄入的钙不足，就会消耗新妈妈体中储存的钙，这对母体健康将造成影响，如导致骨质疏松、牙齿松动等。

❓ 准妈妈的常见认识误区

并不是所有的准妈妈出现抽筋症状都是由缺钙引起的，也有可能是镁或者钾元素的缺乏。

因此，在出现这些症状时，应及时到医院就诊，根据检查结果适当补充相应缺乏的微量元素。

许多准妈妈都认为骨头汤中含钙丰富,容易吸收。其实不是这样的。

骨头汤中含钙量甚微，而且大部分钙是以磷酸钙的形式存在，不仅不易吸收，而且容易导致便秘，同时骨头汤中含脂肪较多，所以不宜大量长期饮用。

并不是补钙越多、越早越好。

每日摄入钙量不应超过 2 g；不应该盲目补钙，应在产科医生的指导下根据自己的实际情况去合理补钙，并改变不良生活和饮食习惯。

（张燕燕）

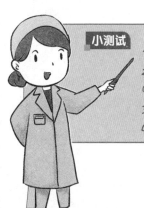

小测试

1. 妊娠期缺钙对准妈妈和宝宝有影响吗？

2. 妊娠期什么时候开始补钙合适呢？每天要补多少呢？

3. 哪些食物含钙比较丰富？

4. 分娩后的准妈妈们还需要补钙吗？

孕期如何补钙？

问题七

问题八　　妊娠期高血压疾病，准妈妈与宝宝安全的威胁者？

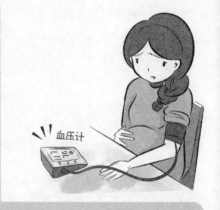

血压计

　　7年前，甜甜妈妈怀着甜甜3个月时就被诊断患有高血压，当时血压145/87 mmHg，甜甜妈妈想到自己年轻，血压也不是很高，并未引起足够重视，经常忘记口服降压药，也没有规律地产检，直到孕7⁺月时感到头昏、小腿肿胀，到医院检查血压高达162/103 mmHg，尿蛋白（3+），医生说很危险，甜甜妈妈立即住院开始规范的治疗：持续的心电监护，动态监测血液各项指标和24小时尿蛋白，使用降压药，解痉，地塞米松促胎肺成熟，一天两次胎监，以了解甜甜在妈妈肚子里的状况。每天各项检查、治疗和医生的各种叮嘱，甜甜妈妈意识到自己疾病的严重性了，好在经过积极治疗后，妈妈和甜甜都很棒地度过了难关，甜甜也顺利地来到这美丽的世界。产后甜甜妈妈血压有所下降，可一直不能完全恢复正常，仍然波动在（140～150）/（90～110）mmHg，所以一直口服降压药控制血压。现在甜甜7岁，甜甜妈妈36岁，为响应国家二孩政策，甜甜妈妈也怀了二胎，可甜甜妈妈担心自己高龄，又有高血压，孕期能不能停药？该注意些什么呢？除此之外，像甜甜妈妈血压高这种情况，对准妈妈本人和宝宝有什么危险呢？孕期有什么特别值得注意之处？

高血压及妊娠期高血压疾病的诊断指标有哪些？

高血压是指血压 ≥ 140/90 mmHg。而妊娠期高血压疾病则是妊娠期特发性疾病，通常划分为以下 5 种：

妊娠期高血压。

妊娠期间发生的高血压，血压 ≥ 140/90 mmHg（收缩压或舒张压任一指标超过，两次测定时间间隔在 4 小时以上即可诊断），产后 12 周内血压恢复正常，此类患者无尿蛋白；当血压 ≥ 160/110 mmHg 时，称为重度妊娠期高血压。

子痫前期。

妊娠 20 周后血压 ≥ 140/90 mmHg，且伴有下列任一项：

（1）随机尿蛋白 ≥（＋），或 24 小时尿蛋白 ≥ 0.3 g，或尿蛋白 / 肌酐比值 ≥ 0.3；

（2）无蛋白尿但伴有心、肺、肝、肾等重要器官，或血液系统、消化系统、神经系统的异常改变，或累及到胎儿胎盘等也要诊断为子痫前期。

如果出现下列任一项即可诊断为重度子痫前期：

（1）血压持续升高，血压 ≥ 160/110 mmHg（收缩压或舒张压，1 项达标即可）；

（2）视觉障碍、持续性头痛或其他中枢神经系统异常的表现；

（3）持续性上腹部疼痛、肝破裂或肝包膜下血肿；

（4）血液生化检查提示天门冬氨酸氨基转移酶（AST）或丙氨酸氨基转移酶（ALT）水平升高；

（5）血肌酐 >106 μmol/L，24 小时尿蛋白 >2.0 g，少尿（24 小时

尿量 400 ml 或每小时尿量 <17 ml）；

（6）低蛋白血症伴胸腹水或心包积液；

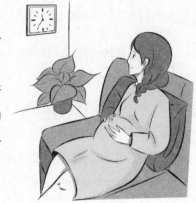

（7）血小板低于 $100 \times 10^9/L$ 并进行性下降，微血管内溶血（表现为贫血、黄疸或血乳酸脱氢酶水平升高）；

（8）肺水肿，心功能衰竭；

（9）胎儿生长受限或羊水过少、胎盘早剥、胎死宫内等。

子痫。

子痫是子痫前期基础上发生的不可用其他原因解释的抽搐。

通常情况下，子痫多数发生于产前，也有约 25% 发生于产后 48 小时内，表现为抽搐、口吐白沫、面部充血、深昏迷，全身阵挛惊厥，一般持续 1 ~ 1.5 分钟，抽搐停止后患者昏迷，意识恢复后仍烦躁。

妊娠合并慢性高血压。

既往存在的高血压或在妊娠 20 周前血压大于或等于 140/90 mmHg，妊娠期无明显加重；或妊娠 20 周后首次诊断高血压并持续到产后 12 周以后。

慢性高血压并发子痫前期。

慢性高血压的准妈妈，孕 20 周前无蛋白尿，孕 20 周后出现 24 小时尿蛋白 ≥ 0.3 g 或随机尿蛋白 ≥（＋）；或孕 20 周前有蛋白尿，孕 20 周后尿蛋白定量明显增加；或出现血压进一步升高等重度子痫前期的任何一项表现（甜甜妈妈就属于这一种）。

❓ 哪些准妈妈们容易发生妊娠期高血压疾病呢？

是不是准妈妈们都容易发生妊娠期高血压疾病呢？答案是否定的。如果准妈妈有以下情况中的任何一项，就容易发生妊娠期高血压疾病，如：年龄 ≥ 40 岁，初次产检时体重指数 ≥ 28 kg/m²；既往有子痫前期病史，有子痫前期家族史（母亲或姐妹妊娠时发生过子痫前期），以及存在内科疾病或隐匿存在的疾病（如高血压病、糖尿病、肾脏疾病、自身免疫性疾病等）；初产妇；妊娠间隔时间 ≥ 10 年，此次妊娠孕早期或首次产前检查时收缩压 ≥ 130 mmHg 或舒张压 ≥ 80 mmHg；孕早期 24 h 尿蛋白定量 ≥ 0.3 g 或尿蛋白阳性持续存在以及多胎妊娠等。

❓ 妊娠期高血压疾病对准妈妈和宝宝有什么影响？

妊娠期高血压疾病对准妈妈和宝宝的影响都很大。准妈妈可能发生严重并发症，如严重高血压不能控制，可导致高血压脑病、脑血管意外，子痫，心衰，肺水肿，胎盘早剥；宝宝也可能出现宫内生长受限、慢性缺氧甚至胎死宫内等，严重危及准妈妈和宝宝的生命。

孕前就有高血压的准妈妈们，在受孕前最好进行身体全面检查，了解血压、心脏、眼底、肝肾功能等基本身体状况，在身体各方面状况良好的情况下怀孕，为孕期自身和宝宝的安全打好基础。同时，孕前就服用降压药的准妈妈，孕期不能停药，并且需要严格监测控制血压。

❓ 妊娠期高血压疾病的自我检测

准妈妈可能觉得既然是妊娠期高血压疾病，只要血压控制好就没问题啦，实际上可不是这么简单哦。

有些血压并不是很高的准妈妈也会发生重度子痫前期甚至子痫抽

搐，所以对妊娠期高血压疾病的监测，除了血压以外，还需动态监测准妈妈的 24 小时尿蛋白，心、肝、肾功能，血液指标以及宝宝的胎动次数，或进行胎心电子监护。

宝宝的胎动次数是评估宝宝在妈妈子宫内情况的非常重要的指标，所以准妈妈们一天三次，每次 1 小时的胎动计数绝对不能偷懒。

另外，24 小时尿蛋白是判断病情严重程度的重要指标之一，24 小时尿蛋白检测时尿标本的收集可在家进行。

收集的方法：开始时间点排空膀胱，此次小便不参加计量，其后 24 小时的小便均需收集保存，24 小时结束时间点的小便也应排入收集桶中且参加计量。

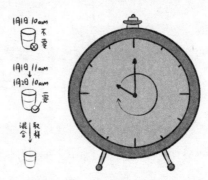

例如：要收集 1 月 1 日早上 10 点钟—1 月 2 日早上 10 点钟的 24 小时尿液，1 月 1 日早上 10 点钟解一次小便，此次小便不要，即不收集在桶中；其后的小便都要收集到一个干净的桶内，直至次日早上 10 点钟，次日早上 10 点不管有无尿意，都需要解尿一次，并收集在桶内；此外，收集小便的桶内不能混其他东西，如大便、血液或阴道分泌物等。将收集的 24 小时小便充分搅拌混匀，按照要求取 1 小杯送检即可。

? 妊娠期高血压疾病的治疗原则

妊娠期高血压疾病的治疗遵循个体化的治疗原则。但总的目的是预防重度子痫前期及子痫的发生，降低准妈妈和宝宝的病死率，改善妊娠结局。主要体现在以下几个方面：

（1）保证足够的休息时间，每天睡眠时间在 8 ～ 10 小时或以上。如休息不好，可以给镇静药，如口服地西泮；饮食上保证蛋白质和能量的摄入，适当限制食盐摄入。

（2）降压治疗。孕期常用的口服降压药包括硝苯地平短效或缓释片、拉贝洛尔等，如病情严重，可静脉使用降压药物。根据血压及全身情况适当调整药物用量，目标血压与是否合并脏器功能损伤有关，当无脏器功能损伤时，血压控制在（130 ～ 155）/（80 ～ 105）mmHg，如有脏器功能损伤，血压控制在（130 ～ 139）/（80 ～ 89）mmHg；为保证胎盘足够血流灌注，血压不低于 130/80 mmhg。降压力求平稳下降，不可波动太大。

（3）解痉。重度子痫前期的准妈妈需要硫酸镁解痉治疗，预防抽搐。

（4）有指征的利尿、扩容。

（5）适时终止妊娠等。医生会根据病情轻重缓急等把准妈妈收入院治疗。

? 妊娠期高血压疾病，准妈妈们该怎么预防呢？

对于妊娠期高血压疾病当然有预防措施啦。例如，对于摄入钙不足的准妈妈，每天口服钙至少 1 g；改善膳食结构（增加植物油和蔬菜的摄入，减少甜食的摄入），控制食盐摄入，养成良好的生活习惯（如戒烟戒酒）；控制体重（体重指数在 18.5 ～ 25 kg/m^2，腹围 < 80 cm），摄入足够的蛋白质和维生素等。

现在有不少准妈妈自己在家测血压，有些准妈妈在家测血压平稳正常，而到医院后血压波动很大，往往明显高于正常。那咋办呢？建议准妈妈就医时放松心情，尽量由家人陪伴就诊，减少往返奔波，待准妈妈在安静温馨的环境下充分休息后（至少 5 分钟）再测血压。测量取坐位或卧位，放松肢体，袖带大小合适，通常测量右上肢血压，袖带应与心脏处于同一水平。

虽然妊娠期高血压疾病对准妈妈和宝宝都有很大的危害，但如果准妈妈们养成良好的生活习惯，饮食搭配合理，按时定期产检，早期发现，早期诊断，早期治疗，将疾病控制在最早期，就会大大减少疾病对自身和宝宝的威胁，医生会根据每个准妈妈的具体病情和疾病的发展趋势制订最合适的个体化的治疗方案，为准妈妈和宝宝保驾护航。

（陈洪琴　周　容）

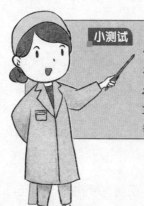

小测试

1. 妊娠期高血压疾病对准妈妈有什么影响？对宝宝有影响吗？

2. 哪些准妈妈容易患妊娠期高血压疾病呢？

3. 有什么方法来帮助准妈妈不患妊娠期高血压疾病？

王女士已经有了一个七岁的儿子, 二孩政策放开后她和丈夫决定再生个宝宝。七年前的王女士没有接受正规的产检, 不过还是在老家的医院顺利地生下了一个八斤重的大胖小子。想到这一次怀孕的年龄大了, 王女士决定到医院接受定期产检。建卡时医生根据王女士上一次妊娠分娩了一个八斤 (4 kg) 重新生儿的病史, 在孕早期就给王女士进行了妊娠期糖尿病的筛查。医生告诉她, 她患上了妊娠期糖尿病。王女士接受了医学营养治疗, 调整了饮食习惯并进行了适量的运动, 最终生下了一个七斤 (3.5 kg) 重健康的宝宝。

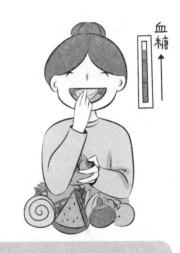

? 什么是妊娠期糖尿病? 这个病对准妈妈和宝宝有什么影响?

妊娠合并糖尿病包括两种情况, 一种是孕前糖尿病, 顾名思义, 即准妈妈在怀孕前就已经发现自己患有糖尿病了, 而妊娠期糖尿病 (Gestational Diabetes Mellitus, GDM) 是指女性在怀孕前未发现或者未患有糖尿病，在怀孕时才发现血糖过高，是一种妊娠期特有的并发症。它发生的主要原因来自准妈妈体内的胎盘所分泌的一些激素，这些激素可以对抗人的胰岛素的功能，从而血糖不能正常地进入人细胞内并被机体利用，结果出现了血糖水平的持续增高。当宝宝出生后，大部分患 GDM 的准妈妈们的血糖就可以恢复到正常水平，但还是有近三分之一的妈妈们在之后的日子里仍然有罹患糖尿病的风险，再次怀孕的时候患 GDM 的风险也比其他人高。

糖尿病对准妈妈和宝宝的健康都能造成危害，并且这些危害的发生率高低跟准妈妈能否很好地控制血糖有密切的关系。

患糖尿病的准妈妈也很容易患妊娠期高血压疾病（主要表现为血压升高，水肿或者出现蛋白尿等），或者发生羊水过多、泌尿系统感染等。妊娠不同时期血糖升高对宝宝的影响不同，如果是孕前或患糖尿病的准妈妈在孕早期未能很好地控制血糖，宝宝的发育形成将会受到影响，可能发生畸形或者流产。而 GDM 的准妈妈血糖升高多发生在孕中晚期，通常不会造成宝宝的出生缺陷或畸形，但可能会导致宝宝过大，减少顺产的成功率，并增加宝宝的产伤。准妈妈的糖尿病还可使出生后的宝宝发生低血糖，甚至产生一些远期影响，比如儿童期肥胖，成年后发生 2 型糖尿病的风险也会增加。当然，在多数情况下，GDM 准妈妈和宝宝的近期结局是良好

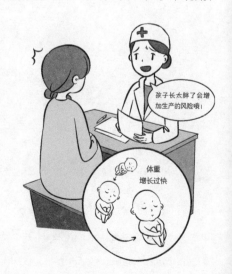

的，因为真正血糖控制不好的准妈妈还是少数。

 如何正确对待妊娠期糖尿病？

准妈妈在第一次产检的时候就应该与医生进行比较详细的交流，如果有以下的情况应该告诉医生：

（1）已经得知自己患有糖尿病，或者一级亲属（爸爸、妈妈、兄弟姐妹）患有糖尿病。

（2）以前曾经被诊断为 GDM，或者曾经生育过巨大儿（出生体重 ≥ 4 kg），或者有过反复自然流产、不明原因死胎、死产等。

（3）孕前肥胖，或者月经不规律，曾被诊断为多囊卵巢综合症。

（4）多胎妊娠。

（5）高龄。

上述几点都是 GDM 的高危因素。具有发生 GDM 高危因素的准妈妈，在初诊建卡时就应该进行 GDM 的筛查。如果没有发生 GDM 的高危因素，则在孕 24 ～ 28 周进行 GDM 筛查。近年来，GDM 的诊断标准发生了一些变化，结果导致了我国 GDM 的发生率明显上升，其目的就在于将更多的准妈妈纳入医学营养治疗和妊娠合并糖尿病相关培训教育的范畴中，改善糖尿病妈妈和后代的健康状况。GDM 准妈妈和医生的配合非常重要，如果在整个孕期严格遵照医生的治疗计划，科学饮食、适当运动，必要的时候配合药物治疗，使血糖水平、体重增长和宝宝的生长指标均达标，就可以最大限度地降低各种并发症的风险，获得满意的妊娠结局。

健康教育和调整心态。

在被诊断为 GDM 以后，有的准妈妈十分焦虑，为了达到理想的血糖水平甚至不肯进食；而有的准妈妈又抱着无所谓的态度，觉得自己没有感觉到任何的不适，以为医生是在危言耸听。我们建议每一位患有糖尿病的准妈妈参加健康教育，获得相关的医学知识，既要重视糖尿病的危害，但也不必过于担心，因为 85% 的 GDM 准妈妈单纯通过饮食调整和适量运动就可以很好地控制血糖。

饮食管理。

糖尿病患者的饮食管理又被称为医学营养治疗，它是治疗 GDM 最重要的方法，包括了几条重要的原则：

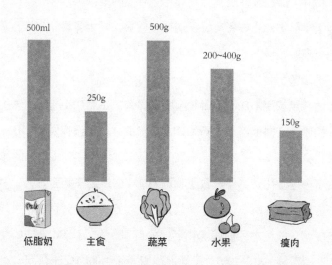

（1）控制总能量，饮食结构要合理。有的准妈妈觉得纳闷："我的饭量已经很小了，为什么还是长那么胖？"这些准妈妈应该去想一想，虽然正餐的量少，但吃的零食是不是过多？水果或者油脂（包括坚果）的摄入量是不是超标了？患糖尿病的准妈妈不能吃过多水果，并且含糖量高的水果也不宜多吃，比较推荐的水果包括苹果、柑橘、柚子、猕猴桃、草莓等。有的准妈妈听说核桃等坚果能为孩子"补脑"，因此每天进食大量坚果，这样会摄入过多油脂，升高血糖、增加体重。建议准妈妈每天进食核桃不超过两个。

（2）均衡营养，合理控制碳水化合物（糖类）、蛋白质和脂肪的比例。准妈妈们可以去寻求 GDM 专家或者是营养师的帮助，用专业的计算公式和海量的食谱来帮助自己选择和调整饮食，也可以采用比较简单的食谱：每日 250 g 左右主食（粗细搭配）、蔬菜 500 g（其中绿色蔬菜占 2/3）、水果 200 ~ 400 g、瘦肉 150 g、蛋 1 个、低脂奶 500 ml、豆制品 100 g、油 2 ~ 3 勺、坚果 20 g。每位准妈妈可以结合自身的血糖水平和体重增长情况做适当的调整。

（3）少食多餐，定时定餐。改一日三餐为一日六餐，每顿饭吃八分饱，上午、下午和睡前 1 小时各有一次加餐，这样保持血糖不会波动过大，预防低血糖的发生。

（4）饮食清淡、低脂少油、少盐，尽量减少炖、炸、煎等多油的烹饪方式。

血糖生成指数（Glycemic Index，GI），是反映食物引起人体血糖升高程度的指标，简单来说，越容易使血糖快速上升的食物，其 GI 值就越高。GI 高的食物由于进入肠道后消化快、吸收好，葡萄糖能够迅速进入血液，所以很容易导致血糖的升高。而 GI 低的食物由于进入肠道后停留的时间长，释放缓慢，葡萄糖进入血液后峰值较低，引起餐后血糖反应较小，可以避免血糖的剧烈波动，有利于糖尿病患者管理血糖。GI 高的食物主要有蛋糕、饼干、甜点、马铃薯泥、精加工且含糖量高的即食食品等。糊化程度越高的食物 GI 越高。GI 低的食物主要有粗粮、豆类、乳类、含果酸较多的水果（苹果、樱桃、猕猴桃等）、全麦或高纤食品等。因此，推荐摄入粗制的食物，不能做得太精细，比如要吃米饭而不要喝粥，要吃水果而不是果汁。

适当运动。

除了需要控制饮食以外，还要保证每天有一定的运动量。简单来讲就是"三、三、三原则"，即三餐后间隔30分钟，每次运动30分钟。

一般建议选择比较舒缓的运动，如散步、缓慢的游泳和太极拳等。有效运动的标准是心跳要有明显加快的感觉，要有出汗的感觉。当然要以安全为前提，运动不要让自己不适，不要引起明显的宫缩，一般的生理性宫缩不要紧。如果患有前置胎盘、先兆早产、妊娠期高血压疾病，或者其他不适合运动治疗的疾病时，可以改在家做上肢运动，比如双手轮流上举容量为500 ml的矿泉水瓶，也能达到比较满意的治疗效果。需要注意的是，1型糖尿病患者的血糖不稳定，不能采取运动疗法。

控制目标。

通过运动和饮食控制，最好能做到三个"达标"：血糖达标、自身体重增加达标、宝宝体重增加达标。在妊娠的前三个月，准妈妈的体重只需要增加1～1.5 kg；在妊娠中晚期，建议每周体重增加0.5 kg左右，对于一些超重或肥胖的GDM准妈妈，要求每周体重增加不能超过0.3 kg；宝宝的出生体重最好能控制在3 kg左右。

监测血糖和饮食日记。

建议患糖尿病的准妈妈自备一个微量血糖仪，在家中监测早晨空腹和三餐后2小时的血糖水平，并做好记录。另外还需要记录下每天所吃的六餐的食物，以及运动的情况，并同时记录体重增加情况和血糖检测结果。

写饮食日记有两个用处，一是给准妈妈自己看，会发现吃的往往会比认为的多很多，这样第二天就要把多吃的东西减掉。二是给医生看，医生会根据准妈妈的情况给予科学合理的建议。如果准妈妈已经学会了如何控制饮食和运动疗法，血糖基本上都处于正常范围（早晨空腹血糖 3.3 ~ 5.3 mmol/L，餐后 2 小时血糖 4.4 ~ 6.7 mmol/L，如果是孕前糖尿病，则早晨空腹血糖不超过 5.6 mmol/L，餐后 2 小时血糖不超过 7.1 mmol/L），就不需要每日监测和记录了，只需要每周记录一到两天。如果经过上述的饮食和运动治疗，准妈妈的血糖水平还是高于标准，那就需要加用胰岛素来控制血糖了。

胰岛素既可有效控制血糖，又不通过胎盘，对准妈妈和宝宝来说都是安全的，只不过比较麻烦的是需要皮下注射，而且剂量必须精确掌握，否则容易发生危险。

目前，我国还没有推荐任何一种口服降糖药可用于孕期控制血糖。

没有经验的准妈妈们可能对胰岛素的用量和用法不容易掌握，建议准妈妈们在最初使用胰岛素的时候最好到医院，由专业的医生根据血糖水平指导用药和血糖仪的使用，包括胰岛素种类的选择、胰岛素的剂量和示范如何注射胰岛素。由医生根据血糖水平调整胰岛素用量，待血糖稳定后准妈妈们就可以在家自行用胰岛素调整血糖了。

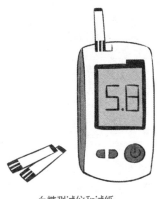

血糖测试仪和试纸

还需要特别说明一点，有的准妈妈在家监测的血糖值很不正常，但收入院后由医院监测的血糖又大致正常。这个时候，我们就要怀疑准妈妈们自己的血糖仪的准确度了。若出现这种情况，我们建议准妈妈们用自己的血糖仪和医院的血糖仪同时进行测量，将两个结果进行对比，或者把自己的血糖仪送到正规药店进行校准。

（吴 琳）

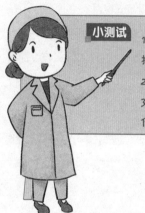

小测试

1. 妊娠期糖尿病（GDM）空腹和餐后二小时血糖控制标准是什么？

2. 准妈妈患妊娠期糖尿病的高危因素有哪些？

3. 妊娠期糖尿病控制血糖首选的方法是什么？有什么原则吗？

小君作为一名准妈妈，家中大宝已经一岁四个月了，肚子里面还有一个六个多月的二宝。虽然有婆婆帮忙，小君仍然感觉整天疲倦头昏，甚至连二宝的产检都没有按常规进行。医生观察到小君脸色有些苍白和浮肿，便让她预约了医院产科的专家门诊。不检查不知道，小

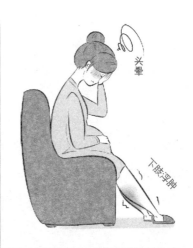

君贫血得厉害，血红蛋白才 80 g/L，B 超也显示宝宝要稍小于其现在的实际月份。专家看了小君的检查结果后，详细地告诉了她这些异常结果对大人和宝宝的危害。虽然小君的婆婆认为，"怀了身孕的人贫血，这不挺正常嘛，没事儿，小孩愁生不愁长……"但好在小君在医生的劝说下严格按照指导调整饮食、补充铁剂、定期复诊。两个月过去后，小君的血红蛋白升高到了 100 g/L 以上，复查 B 超，宝宝长得也跟实际月份差不多大了。

? 为什么妊娠期间容易发生贫血呢？

妊娠期间准妈妈的体液增加。

从妊娠 6 周起，为满足宝宝生长的需要，准妈妈体内血液逐渐增加，

到妊娠 32 ~ 34 周达高峰，平均增加约 1500 毫升血液，并一直维持此水平直至分娩。铁是合成血液中红细胞内血红蛋白的基本元素，准妈妈需要更多的铁作为额外增加的血液的合成原料。铁缺乏了，合成的血红蛋白就少了。

红细胞的苦恼

血红蛋白（Hb）是血液里红细胞的主要成分，主要是负责运输氧的。就如同抗震救灾时的那些运输车辆，运输车辆少，运输到灾区的救灾物资就少，救灾物资少，那灾区的人民就有可能连基本的温饱都保证不了。同理，血红蛋白少了，携带的氧就少，携带的氧少了，那我们身体的各个"部门"就可能完成不了它们最基本的工作，人也就可能会出现一系列的症状，如头晕、心悸、乏力、呼吸困难等，严重的还可能出现贫血性心脏病。

俗话说得好，怀孕后的妇女是两个人在"吃"。

那也就是说，对于准妈妈而言，除了要保证满足自己的身体各部门的需要外，还要保证满足宝宝生长的需要。就像小君一样，短时间内要孕育两个宝宝，体内对铁的需要量大大增加，加之摄入不足，导致她的身体成为一个缺铁"重灾区"。如果不及时治疗，宝宝生出来以后也容易发生铁缺乏和贫血，这可能对宝宝的智力水平、认知能力、记忆能力和运动能力等造成不可逆的损害。

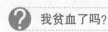 我贫血了吗？

准妈妈的血红蛋白值多少是正常呢？

世界卫生组织推荐，妊娠期血红蛋白浓度 < 110 g/L 时，即可诊断为妊娠合并贫血。同时，我国产科学界根据血红蛋白的水平分为轻度贫血（100 ~ 109 g/L）、中度贫血（70 ~ 99 g/L）、重度贫血（40 ~ 69 g/L）和极重度贫血（< 40 g/L）。我们可以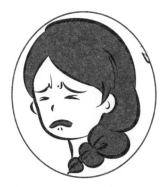认为，贫血是一个循序渐进的过程，不是一蹴而就的。

妊娠合并贫血中，最常见的就是缺铁性贫血。

我们根据储存铁和血红蛋白的水平将缺铁性贫血分为 3 期：铁减少期、缺铁性红细胞生成期、贫血期。前两期患者可表现为血清铁蛋白减少，但血红蛋白值是正常的，最后一期是血清铁蛋白减少，血红蛋白也减少。也就是说，我们平常看到的贫血，已经是发展到第 3 期、体内铁严重缺乏的水平了。

❓ 发现贫血了，然后呢？

贫血了，怎么吃？

首当其冲的就是可通过饮食的调整增加铁的摄入和吸收。饮食中的铁分为血红素铁（动物性食物）和非血红素铁（植物性食物），前者较后者更易吸收。富含血红素铁的食物有红色肉类（牛肉、羊肉、猪肉等）、鱼类、禽类、动物的肝脏和血等。水果、土豆、绿叶蔬菜、菜花、胡萝卜和白菜等富含维生素 C 的食物可促进铁吸收；而牛奶及奶制品、豆类、坚果、茶、咖啡、可可等可抑制铁的吸收。

严重贫血，还是需要吃药吗？

一旦储存的铁耗尽，仅通过食物是难以补充足够的铁的，通常还需要适当补充铁剂，以口服铁剂为主，该方法有效、廉价且安全。诊断明确的缺铁性贫血的准妈妈应补充铁剂；非贫血准妈妈如果血清铁蛋白小于 30 mg/L，也应补充铁剂。

"一口吃不成胖子"，补铁不是一天两天的事情。

准妈妈的缺铁性贫血需要比较长时间的治疗及定期的随访。

值得注意的是，有些准妈妈在充分的铁剂治疗后贫血仍不见好转，此时不应一味地增加补铁剂量，而应进一步检查是否存在其他因素，如没有按照医生要求补充、吸收障碍、失血及叶酸缺乏症等情况。除此之外，应警惕是否是地中海贫血，尤其在地中海贫血高发地区（广东、广西、海南、湖南、湖北、四川、重庆等）。

了解到这儿，我想我们不应该再说，"贫血，没事儿，很正常……"，而应该正视贫血就是一个病理状态，需要治疗。但我们不能等到检查出贫血再去干预、去治疗，而应该在日常生活中就注意饮食的合理搭配，养成良好的生活习惯。这对于准妈妈尤为重要。

（王明　张力）

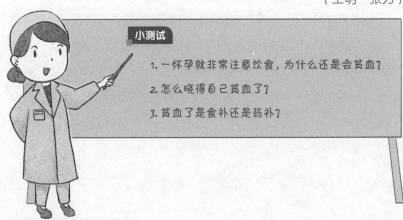

小测试

1. 一怀孕就非常注意饮食，为什么还是会贫血？

2. 怎么晓得自己贫血了？

3. 贫血了是食补还是药补？

问题十一　　数胎动有多重要？

王女士 33 岁，家境优渥，有一个 3 岁多的女儿，一家人幸福美满。恰逢二孩政策放开，夫妻俩便打定主意要一个二宝。两人为优生优育做了充分的孕前准备，运动、戒酒、戒烟，补充含叶酸的复合维生素等，半年后，成功怀上二宝。有了第一次怀孕的经验，王女士驾轻就熟，饮食、

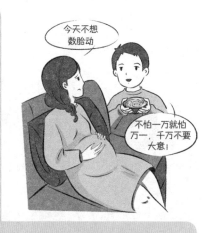

运动、产检，有条不紊，唐氏筛查、糖耐量检查、B 超胎儿大排畸等也都顺利过关，一家人都准备着迎接新成员的到来。怀孕 32 周了，医生反复强调数胎动的重要性，王女士自然不敢掉以轻心，每天按时数胎动，几天后便掌握了胎动的规律，数起来轻松愉快。王女士怀孕 35 周时，恰逢大学同学会 10 周年庆，想着待产在家，身体并无不适，聚会地点离家也近，一早便欣然前往。王女士久未见老友，聊得很开心，便忘了数胎动的事；下午大家一起叙旧，不亦乐乎！晚饭后回家，有些疲惫，直接洗澡睡了。第二天一早，王女士想起昨日未数胎动，赶紧开始计数，数了 40 分钟，宝宝却一直无动静，王女士这才回想起昨日宝宝动得好像不多，心里瞬间害怕了，不敢耽误，慌忙赶至建卡医院，挂了急诊。急诊医生首先听了胎心，胎心没有了，赶紧做了急诊 B 超，提示胎死宫内，王女士痛心疾首，号啕大哭，可是，一切都晚了……

数胎动有多重要？

问题十一

怎样正确计数胎动?

胎动就是宝宝在子宫内的运动,准妈妈一般从 18 ～ 20 周开始感觉到胎动。当然,这个时间因人而异,稍微晚一些出现也没有关系。

胎动随孕周增大逐渐增多增强,32 周达稳态足月后,由于宝宝活动空间减少,胎动稍有减弱。

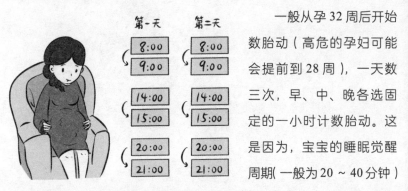

一般从孕 32 周后开始数胎动(高危的孕妇可能会提前到 28 周),一天数三次,早、中、晚各选固定的一小时计数胎动。这是因为,宝宝的睡眠觉醒周期(一般为 20 ～ 40 分钟)是相对固定的,每天相同时间数的胎动次数是差不多的,只要胎动与往常一致即可。要注意,不能选在饥饿时数胎动,因为如果准妈妈血糖过低,会影响到宝宝,造成胎动减少的假象。

准妈妈数胎动的时候要静坐或侧卧,一小时胎动次数一般应大于 3 次,如不足 3 次,不要慌张,应接着继续数一个小时,若仍小于 3 次,需尽快到医院就诊。我们也可以把每天数的三次胎动次数之和乘以 4,就得出了 12 小时的胎动总数,健康宝宝应大于 30 次,如果小于 10 次,表明胎儿可能缺氧了,应立即就诊。另外,如果胎动过于频繁,明显超过平时,可能提示胎儿缺氧的早期,也应尽快到医院就诊。换句话说,用一个大家喜欢的量化的标准:

如果胎动忽然增加或减少 50% 以上,你就应该引起重视,尽快到医院就诊。

当然，对很多准妈妈来说，数胎动说起来容易做起来难，特别是怎么算一次、停多久才算第二次，是很多准妈妈特别纠结的。

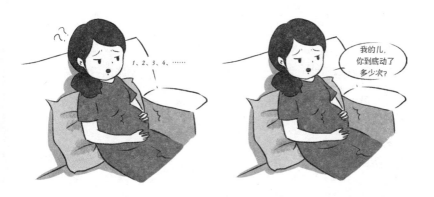

一般来说，连续动算一次，在 1 ~ 2 分钟内的几次胎动也都可以合并成一次。

具体隔多久才算另一次呢，其实不用那么死板，是可以灵活点的。准妈妈千万不要把数胎动想得太复杂，实践几天后你就会掌握宝宝的活动规律，算一次还是多次，你完全可以自己定一个标准，前后统一就可以了。

还有一种情况，你可能忽然感觉到宝宝出现很有规律的轻微抖动，很像心跳，但是比你自己的心跳还慢，大概 2 ~ 3 秒一次，可以持续 10 ~ 20 分钟。这个是宝宝在打嗝，是很正常的现象，不要担心，也不要把它数成胎动。

孕晚期发生胎死宫内的概率大概是百分之一，很多准妈妈不认真数胎动，认为不会发生在自己身上，但其实每个准妈妈都不能逃脱低概率事件的发生，且一旦发生，则后果严重，所以一定要引起重视。

当然，若睡觉前胎动正常，夜间就安心休息吧。

部分准妈妈过于焦虑，影响睡眠，对宝宝的生长发育也是不利的。还有准妈妈过早数胎动也是没有意义的，因为孕周太早，即使宝宝缺氧导致胎死宫内也没有办法挽救。还有些准妈妈自行购买胎心仪，我们认为这也是没必要的，因为大部分宝宝缺氧时胎心次数也在正常范围内，即使有异常也不能判断，还有可能使用不当，监测到自己的脉搏次数。再则，也不可能 24 小时监护，若真等到胎心已经改变，可能胎儿已经相当危险了。

❓ 案例中的王女士各项产检都是正常的，为什么宝宝还会突然胎死宫内呢？

产检正常并不代表胎儿就绝对安全。

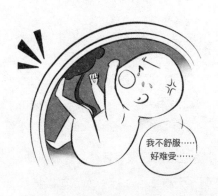

准妈妈本人、胎盘、脐带、胎儿自身等因素都可能导致胎儿窘迫缺氧，造成胎儿死亡，而且这些影响因素可能随时发生变化。

宝宝所需的氧气、营养均由母亲血液通过胎盘交换进入宝宝血液循环，脐带将富含氧气、营养的血液送达宝宝，宝宝再通过心脏搏动将氧气、营养送达全身各器官。宝宝窘迫缺氧初期，全身血流会重新分配，以保证心、脑、肾、肺等重要器官的血供，可能表现为胎动频繁；若缺氧持续，胎动可能减少减弱，提示宝宝发生重要器官血供不足，可造成永久性的功能受损，即使抢救存活，也可能出现窒息、缺血缺氧性脑病等，远期发生脑瘫、学习能力低下等并发症。一般胎动消失后 24 ~ 48 小时，胎心搏动也停止，发生胎死宫内的情况。

？ 计数胎动有何意义？

观察胎动情况对于准妈妈判断宝宝的安危极其重要。

虽然我们目前尚无法明确王女士胎死宫内的原因，但一整天胎动减少的征兆，若能引起王女士的重视，及时到医院就诊，可能就不会造成严重后果。

胎动异常是最早能发现胎儿窘迫的征兆。

虽然胎动异常不等于胎儿窘迫，胎儿窘迫也不一定发生胎动异常，但当发现胎动异常时，不要延误时机，应立即到医院就诊，若能及早发现胎儿窘迫等情况，必要时及时终止妊娠，大部分胎儿能幸免于难。

准妈妈若患有妊娠期特有疾病如妊娠期高血压疾病、妊娠期糖尿病、妊娠期肝内胆汁淤积症，羊水量异常如羊水过少，内外科合并症如心脏病、哮喘等，多胎妊娠，胎位异常，胎盘脐带因素如胎膜早破、前置胎盘、帆状胎盘、脐带缠绕、脐带打结等，宝宝的因素如宝宝宫内生长受限等，以及孕周已超过预产期，均增加胎死宫内发生的概率，准妈妈需更加谨慎。

（曹琴艳　张　力）

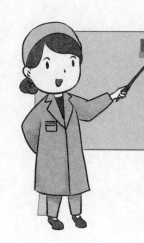

小测试

1.怀孕晚期为什么要数胎动？

2.买个胎心仪在家听胎心可以代替数胎动吗？

3.什么样的胎动算正常？

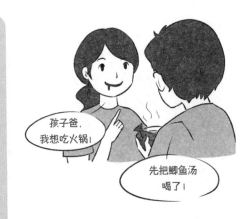

谢女士怀孕八个月了，最近几天突然感觉全身瘙痒不适，尤其是四肢皮肤的瘙痒特别严重，整夜都痒得睡不着。同时，她发现自己的小便颜色也变得黄了。到医院去看病，医生吩咐她验血。看了检验报告后医生告诉她得了妊娠期肝内胆汁淤积症，也就是平常说的"妊娠瘙痒"。

孩子爸，我想吃火锅！

先把鲫鱼汤喝了！

❓ 什么是妊娠期肝内胆汁淤积症？

妊娠期肝内胆汁淤积症（Intrahepatic Cholestasis of Pregnancy，ICP）即平常人们所说的胆淤症，是一种妊娠特有的并发症，也就是只在准妈妈身上出现的疾病。ICP 一般都在妊娠晚期（28 周以后）发生，个别准妈妈也可以发生在早孕和中孕期。主要表现为皮肤瘙痒，血总胆汁酸升高，还有一些伴有肝酶异常。

? ICP 对准妈妈有什么影响?

ICP 对准妈妈来说，最主要的困扰来自于皮肤瘙痒。

这种瘙痒的特点是没有皮肤损伤和皮疹。有些准妈妈是出现皮疹，同时伴有瘙痒，她需要去皮肤专科检查是否患有其他皮肤炎症或者过敏。患有 ICP 的准妈妈出现瘙痒的程度轻重不一，有的比较轻微，但有的可以严重到引起失眠，四肢皮肤也出现抓痕。瘙痒常呈持续性，

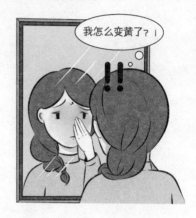

白昼轻，夜间加剧，一般先从手掌和脚掌开始，然后逐渐向肢体延伸。即使接受药物治疗，有的准妈妈也有可能瘙痒症状得不到明显的缓解，但一旦分娩，几小时或几天内这种症状就可以迅速缓解、消失。

此外，准妈妈还有可能出现尿色加深的症状。

总的来说，ICP 对准妈妈的危害并不大。ICP 准妈妈的精神状态和食欲一般都是正常的。尤其需要注意的是，如果准妈妈出现了食欲不振、厌油、呕吐，就必须警惕其他比较严重的妊娠期并发症，比如重症肝炎、妊娠期急性脂肪肝等。

? ICP 对宝宝有什么影响?

ICP 的严重性主要表现在影响宝宝的安全，可能导致不可预测的突然发生的胎死宫内，还可能引起羊水的胎粪污染、早产、胎儿窘迫等，使围产儿的发病率和死亡率增高。高胆酸还可以引起宝宝发生胆酸性肺炎。

ICP 的诊断

ICP 的诊断并不困难。如果有典型的症状，再加上验血测定出总胆汁酸升高和 / 或肝脏转氨酶升高，就可以初步诊断 ICP 了。但还必须做一系列的实验室检查，排除其他可能引起肝功能异常的疾病，例如病毒性肝炎、病毒感染、妊娠期高血压疾病、胆道结石等导致的肝损害。

ICP 的病因和易发人群

肝内胆汁淤积症发生的原因至今还不清楚，学者已经提出了很多种假说，其中女性激素、遗传、环境等因素可能与 ICP 发病有关。流行病学研究发现，ICP 发病率在不同的地域和人种中相差巨大，并且与季节有关，冬季发生率高于夏季。我国的长江流域，尤其是四川、重庆和浙江的发病率较高。如果曾经妊娠时患有 ICP，那么再次妊娠时 ICP 复发的机会也比较高。如果准妈妈的母亲或姐妹中有 ICP 病史，那么她患 ICP 的概率也明显增高，表明遗传与环境因素在 ICP 发生中起一定作用。

发现 ICP 该如何治疗呢？准妈妈们应特别注意什么？

ICP 的药物治疗方法比较简单。目前全世界普遍公认的首选药物是熊去氧胆酸，也可以考虑合用腺苷蛋氨酸。在分娩前可以考虑使用维生素 K_1 改善凝血功能（这是由于肝功能异常可能导致凝血功能异常）。接受药物治疗的准妈妈应该每 1 ～ 2 周复查一次血总胆汁酸和肝功能。

对宝宝在宫内情况的监护是 ICP 治疗中非常重要的一环。

对于患 ICP 的准妈妈来讲，最关键的问题在于一定要坚持每日定时数胎动。因为 ICP 引起的宝宝在宫内缺氧甚至死亡是急性的、不可预测的。也就是说，目前的医疗手段并不能预测宝宝发生缺氧的可能性及时间，所以准妈妈自己每日早、中、晚数好胎动就是最好的监测手段了。一旦发现胎动异常，需要立即到医院就诊。当然，胎心电子监护和超声检查仍然是目前常用的监测手段。

根据我国的相关指南，轻度 ICP 的准妈妈在孕 38～39 周左右就应该考虑终止妊娠了，如果是重度 ICP（总胆汁酸 >40 μmol/L），可以考虑在 34～37 周终止。患轻度 ICP 的准妈妈也可以尝试阴道分娩，但产程中要加强监护，警惕胎儿窘迫；而重度 ICP 的准妈妈，建议直接剖宫产。当然，治疗方案、终止妊娠的时间和分娩方式的选择都要根据每个人的具体情况而定。

（吴　琳）

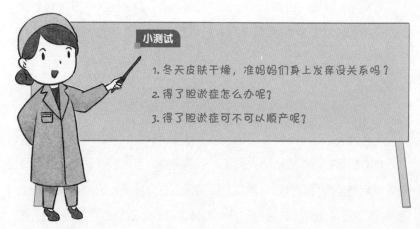

小测试

1. 冬天皮肤干燥，准妈妈们身上发痒没关系吗？

2. 得了胆淤症怎么办呢？

3. 得了胆淤症可不可以顺产呢？

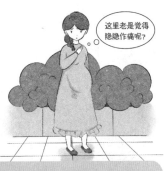

这里老是觉得隐隐作痛呢？

小王 25 岁，与丈夫一起在省城打工，怀孕后朋友建议她到医院建卡产检，小王不以为然，认为自己母亲那一代人怀孕也没有到医院检查，还不是顺利把孩子生下来了。所以除了怀孕 50 天时到医院做了一次 B 超，再也没到医院进行产检。怀孕 32 周后，小王发现自己只要轻微活动后就觉得胸闷、心慌、气短，晚上常常因为胸闷不能平卧，要垫高枕头才能入睡，有时甚至要坐起来呼吸，或者到窗户边开窗呼吸新鲜空气才能缓解。小王将这些不适告诉母亲，母亲告诉她可能是怀孕的月份大了，身体负担重，注意休息就没事儿了，自己以前也这样。小王也就没太在意，没有到医院检查。临近预产期，小王怀着紧张而喜悦的心情等待着小生命的诞生。这天，小王临产了，家人将她送到医院时宫口已开全，当即推入分娩间分娩。可是在分娩过程中小王突然出现了心力衰竭，病情十分危重，经过医生的积极抢救，小王分娩了一名男孩，孩子因有缺氧表现，出生后转新生儿科治疗，小王产后也被送至重症监护室继续治疗。通过检查，医生发现小王患有房间隔缺损，这是一种先天性心脏病，但由于小王此前从没做过心脏的检查，孕期又不重视产检，临产了都还不知道自己患有心脏病。虽然经过医生的积极抢救，小王和宝宝最终康复出院，但母子俩都着实从鬼门关前走了一遭。如果小王怀孕前即到医院进行孕前检查，充分了解自己的身体状况，怀孕以后定期建卡产检，早期发现心脏异常，早做相应处理，也许情况就会完全不同。

那么，妊娠期的心脏病对准妈妈和宝宝有什么影响呢？

? 妊娠期心脏有哪些改变？

"全面两孩"政策放开后，高龄产妇、二次妊娠女性增多，妊娠合并心脏病病例明显增多。

超过 35 岁的二次妊娠女性出现妊娠合并心脏病的概率明显高于年轻的初产女性。

妊娠期体内血液的增加导致心脏负担和工作量增加是最主要的表现。

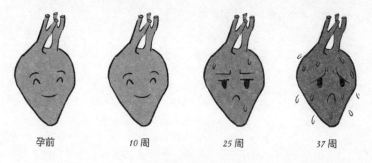

|孕前|10 周|25 周|37 周|

心脏妊娠前后对比

准妈妈的血容量从妊娠第 6 周开始增加，32 ~ 34 周达到高峰，较孕前增加 30% ~ 45%，此时心脏负担亦最重。分娩期子宫收缩，准妈妈屏气用力及宝宝娩出后子宫突然缩复，回心血量增加，进一步加重心脏负担，此时，正如俗话所说："儿奔生，娘奔死。"产后前 3 天内，子宫收缩和子宫的逐渐缩小使大量血液再次进入体循环，且新妈妈体内组织间隙内储留的液体也回流至体循环，体循环血量仍有一定程度的增加，而妊娠期心血管系统的变化无法立即恢复至正常状态，因而容易发生产后心力衰竭。

因此，妊娠 32 ~ 34 周、分娩期及产后 3 日内是心脏负担最重的时期，易发生心力衰竭。

妊娠合并心脏病是严重的产科合并症，其发病率为 1% ~ 4%，目前已成为引起我国孕产妇死亡的第二大主要原因。

妊娠合并心脏病包括既往有心脏病的妇女合并妊娠，常见为先天性心脏病、风湿性心脏病、心肌病以及非结构异常性的心律失常等；也可以是妇女妊娠期间新发生的心脏病，如妊娠期高血压性心脏病和围生期心肌病等。

 出现哪些情况提示准妈妈可能存在早期心力衰竭呢？

通常，出现以下情况时应诊断准
妈妈存在早期心力衰竭：

（1）轻微活动后即出现胸闷、心悸、气短。

（2）休息时心率每分钟超过110次，呼吸每分钟超过 20 次。

（3）夜间常因胸闷而需坐起呼吸，或需到窗口呼吸新鲜空气。

（4）肺底部出现少量持续湿啰音，咳嗽后不消失。

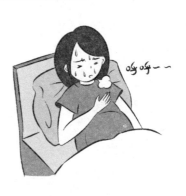

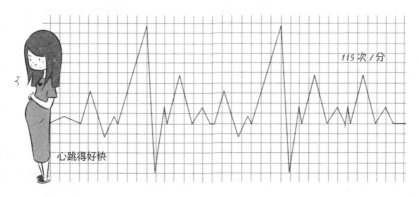

上面那个故事中，小王在孕 32 周后正处于妊娠期心脏负荷最重的时期，只要轻微活动后就觉得胸闷、心慌、气短，晚上常常因为胸闷不能平卧，需坐起来呼吸，或者到窗户边开窗呼吸新鲜空气，出现了上述症状，即提示她有早期心衰的表现，应该立即至医院就诊，住院治疗。但小王却没到医院检查，延误了治疗。在临产后，分娩期心脏负担增加更明显，最终导致小王发生了心力衰竭。

准妈妈们在怀孕期间，无论既往有无心脏病史，都应定期产检。

孕期行心电图及心脏彩超的检查，可及时发现心脏异常。若出现早期心衰的表现，应及时就诊。

❓ 患心脏病女性的权衡与坚持

每一位女性都有当妈妈的愿望，但是并不是每位心脏病患者都能耐受妊娠和分娩。我们经常会遇到一些患者明知自己身体条件不合适仍要坚持做妈妈，或者有为夫家传宗接代的愿望，终止妊娠舍不得，可继续妊娠危险性又太大；另一些患者则像小王一样根本不知道自己患有心脏病。我们不能阻止任何一位女性当妈妈，但生命是可贵的，如果发现自己不具备妊娠条件，一定要量力而行。

高龄、二次妊娠女性出现妊娠合并心脏病的概率较年轻初产妇高，应尤为重视，不能因为前一次怀孕时心脏无异常，此次妊娠就忽略心脏相关问题的检查。

计划妊娠的妇女应提前到医院进行孕前检查，充分了解自己的身体状况。

医生会通过既往病史、心脏彩超等方法综合评估其心脏功能，评估其能否妊娠，并指导如何科学妊娠。对于可耐受妊娠和分娩的心脏病患者一定要从早孕期开始定期进行产前检查，密切监护。不宜妊娠的心脏病患者必须严格避孕，若已妊娠，应在妊娠早期进行治疗性人工流产术。如果等到快生了才求助医生，很可能既生不出健康的宝宝，也保不住妈妈的生命，将宝宝和妈妈都置于十分危险的境地。

（吕琳　周容）

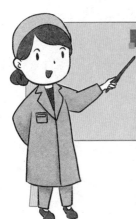

小测试

1. 有心脏病能不能怀孕呢？

2. 心脏病孕妇怎么知道自己心脏要出问题了？

3. 怀孕后，准妈妈的心脏最容易在哪个阶段出问题？

问题十四　　如何正确对待阴道炎 & 阴道流液?

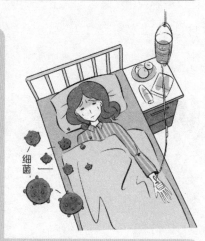

细菌

　　小莉今年 28 岁了,之前一直忙于事业,今年终于如愿以偿怀孕了。升级成准妈妈的小莉每天都沉浸在初为人母的喜悦之中。现在小莉怀孕已经 3 个月了,这段时间总觉得阴道分泌物特别多,经常会打湿内裤,但并没有特别明显的瘙痒及异味,小莉立刻至妇产科医院就诊。医生经过相关检查,诊断小莉患了细菌性阴道病。小莉很不解地问医生,自己平时也特别注意卫生,经常清洗,可为什么还会得阴道炎呢?

❓ 如何对待孕早期的阴道流液?

　　在正常生理状态下,阴道的防御屏障足以抵御病菌的侵袭,但在妊娠这一特定的生理条件下,阴道黏膜变软,伸展性增加,黏膜上皮细胞所含糖原增加,阴道分泌的乳酸也有所增加。因此,妊娠期阴道分泌物会有所增加,妊娠期妇女也更容易罹患各种阴道炎。与阴道分泌物增多最相关的三种疾病是细菌性阴道病、滴虫病阴道炎及外阴阴道念珠菌病。此外,宫颈炎也可引起阴道分泌物异常。

小莉听医生这样说，终于恍然大悟了，原来准妈妈更加容易患各种类型的阴道炎。

? 阴道炎会对宝宝产生影响吗？该如何治疗呢？

医生告诉小莉：妊娠期阴道炎的发生与包括胎膜早破、早产、羊膜腔感染和产后子宫内膜炎等的不良妊娠结局有关，但妊娠期治疗阴道炎目前唯一确定的益处是缓解阴道感染的症状和体征。如果准妈妈出现了分泌物增多且伴随有异味、阴道瘙痒等症状，应该随时至医院行白带检查，根据阴道炎的具体类型，合理化用药。由于许多药物可能对准妈妈及宝宝存在各种各样的影响，治疗阴道炎应该在正规医院由医生开具处方进行治疗。

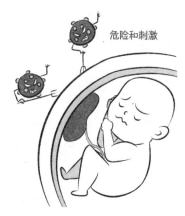

危险和刺激

后来小莉听取了医生的建议，对阴道炎进行了正规的治疗，症状也逐渐缓解。小莉顺利地在当地医院建卡，按照医生的建议进行正规的定期产检。

? 如何对待孕晚期的阴道流液？

孕晚期（孕 28 ~ 36^{+6} 周）阴道流液可能与胎膜早破、羊膜腔感染有关。随着孕周数的逐渐增加，小莉的肚子也一天天地大了起来，现在小莉已经怀孕 38 周足月了，这天小莉又出现了少量的阴道流液，颜色是清亮的。小莉心想，肯定是自己阴道炎又发作了，然后就把之前医院开的剩余的治疗阴道炎的药物使用了，可是后来一直不断有少量液体从阴道里流出。小莉赶紧到建卡产检的医院找医生就诊：医生，您看我是不是阴道炎又发作了呀？是不是这个药现在不起效了，我一直还是分泌物特别多。医生对小莉进行了妇科检查，发现阴道有少许流液，能够使 pH 试纸变蓝，阴道液涂片查见羊齿状结晶。医生告知小莉她目前考虑诊断胎膜早破，建议小莉尽快住院。

❓ 到底什么是胎膜早破呢？严重吗？

胎膜早破是指胎膜在临产前发生的自发性破裂。准妈妈如果出现突然阴道流液或无法控制的"漏尿"，就需要警惕胎膜早破的可能性，而有的准妈妈仅仅觉得外阴比平时湿润，而忽视了尽快至医院检查。医生告诉小莉，如果检查时发现混有胎脂的羊水流出，则基本可以肯定是胎膜早破。另外，通过测定阴道流液的 pH 值也可协助判定是否存在胎膜早破。通常阴道分泌物的 pH 值为 4.5 ~ 6.0，而羊水的 pH 值为 7.0 ~ 7.5。阴道液涂片查见羊齿状结晶也提示胎膜早破。一些其他的生化指标及超声检查也可帮助医生判断准妈妈是否存在胎膜早破。

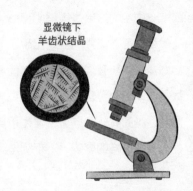

显微镜下
羊齿状结晶

❓ 胎膜早破了，对宝宝有什么影响呢？

胎膜早破根据孕周可分为足月胎膜早破及未足月胎膜早破。足月胎膜早破的主要并发症是宫内感染。破膜时间越长，患绒毛膜羊膜炎的

风险越大，进而导致母体的产褥感染、
新生儿感染、败血症等。对于未足月
胎膜早破的准妈妈，可能发生早产、
早产儿不成熟及宫内感染导致的各种
并发症，发生新生儿呼吸窘迫综合征、
脑室内出血和坏死性小肠结肠炎、败
血症等的概率也逐渐增大，给母儿带

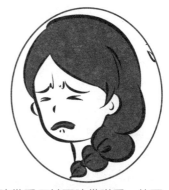

来极大的危害。胎膜早破导致羊水过少、脐带受压甚至脐带脱垂，从而
发生宝宝宫内窘迫甚至胎死宫内，有时甚至发生胎盘早剥（这是由于破
膜后长时间卧床胎盘部位静脉压增高所致）。长时间的胎膜早破，可引
起宝宝肢体粘连、胸廓塌陷等，严重时影响宝宝出生后正常呼吸的建立。
如果合并宫内感染，还可能导致感染的黏液栓堵塞宝宝呼吸道，也会严
重影响宝宝出生后正常呼吸的建立。

　　胎膜早破的处理也十分棘手，足月及未足月胎膜早破的治疗措施不
同。准妈妈如果发生了阴道流液的症状，高度怀疑胎膜早破时，应平卧，
并尽快到医院进行治疗。

　　由于小莉已经阴道流液 3 天才到医院就诊，她十分担心羊水流完了
要"干生"，宝宝会缺氧。医生告诉小莉，胎膜破了，虽然羊水会流了，
但宝宝在妈妈肚子里仍然会产生羊水，因此不会出现她担心的情况。此
外，在生产过程中，医生也会密切观察宝宝有无缺氧的表现。听了医生
说的话，小莉放心多了。医生很快对小莉进行了相应的检查与评估，并
进行了缩宫素引产，应用了抗生素预防感染。但是小莉产后住院期间还
是出现了发热，体温最高达 38.5℃，医生给予了相应的治疗后小莉母
子平安出院。

因此，准妈妈应重视妊娠期的阴道流液，对于妊娠期间发生的阴道流液，应尽快到医院就诊。谨防阴道炎、胎膜早破等疾病的发生。准爸爸也要注意在怀孕后期给准妈妈更多的关心和呵护哦。

（贾瑾　周容）

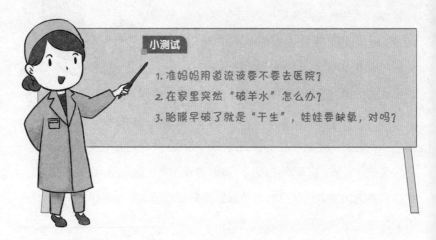

小测试

1. 准妈妈阴道流液要不要去医院？

2. 在家里突然"破羊水"怎么办？

3. 胎膜早破了就是"干生"，娃娃要缺氧，对吗？

问题十五　　双胎妊娠，双倍的欢喜与担忧？

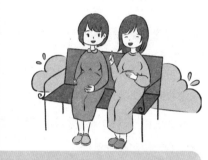

　　准妈妈小李，36岁，第一次怀孕。由于年龄大，输卵管不通，在当地医院做了试管婴儿，当时医生为小李植入了2个囊胚。小李和家人都喜滋滋的，心想一下子就有两个娃娃了。但小李同事说，双胎妊娠有很大风险，这使小李和家人都很紧张。现在小李怀孕12周了，她和丈夫到医院准备建卡，她很想知道同时怀两个宝宝的妈妈在孕期有什么特别的注意事项，双胎妊娠对准妈妈及宝宝有什么影响，什么时候生比较合适。

？ 双胎妊娠对准妈妈和宝宝有什么影响？

　　双胎妊娠的准妈妈在孕期容易发生妊娠期高血压疾病、妊娠期肝内胆汁淤积症、贫血、胎膜早破、早产、宝宝宫内生长受限和畸形等并发症，无论是顺产还是剖宫产，产时及产后也容易发生产后出血、产褥感染等，严重威胁准妈妈和宝宝的身体健康。

　　双胎妊娠分为双绒毛膜双羊膜囊双胎、单绒毛膜双羊膜囊双胎、单绒毛膜单羊膜囊双胎、联体双胎等。

双胎妊娠，双倍的欢喜与担忧？

问题十五

双胎妊娠中的单绒毛膜双羊膜囊双胎还可能会出现一些特殊的并发症，如双胎输血综合征、双胎动脉反向灌注序列征及双胎选择性生长不一致等；如一胎发生死亡，存活宝宝发生脑损伤的风险也比双绒毛膜双胎风险高。

单绒毛膜单羊膜囊双胎妊娠，即两个宝宝在一个羊膜腔内，容易发生相互间脐带的缠绕，直接威胁宝宝的生命安全。

❓ 双胎妊娠在孕期有什么特别需要注意的吗？

双胎妊娠的准妈妈，孕期产检次数及超声检查比单胎多，且不同双胎类型有所不同。

双胎妊娠属于高危妊娠，所谓高危妊娠，就是这种妊娠对准妈妈和宝宝的不良影响都很大。

妊娠早期，准妈妈应在孕 13^{+6} 周前通过超声判定双胎妊娠的绒毛膜性及羊膜性，区分是双绒毛膜双羊膜囊双胎、单绒毛膜双羊膜囊双胎等。

妊娠中期（13 周 ~ 27^{+6} 周）准妈妈每月应至少进行一次产前检查。

推荐孕 18 ~ 22 周进行胎儿超声结构筛查（即所谓的大排畸）和宝宝心脏的检查。

双绒毛膜双羊膜囊双胎孕 20 周起每 4 周进行 1 次超声检查，评估胎儿生长发育及脐动脉血流情况。单绒毛膜双羊膜囊双胎由于存在较高的宝宝患病率及死亡率，建议从 16 周开始，每 2 周进行一次超声检查直至分娩。每次超声均要关注宝

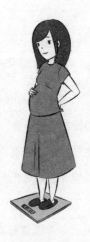

宝的生长发育、羊水、脐动脉血流等，并酌情检测宝宝大脑中动脉血流和静脉导管血流。对于单绒毛膜单羊膜囊双胎，在妊娠早、中期即可能存在二个宝宝间的脐带缠绕，导致宝宝死亡率较高，更需加强监护。

此外，每次产检时还需要监测准妈妈的血压、体重等。其他的检查项目（如血常规、肝肾功能等），就需要医生根据具体情况来定了。

? 双胎妊娠可以做唐氏综合征筛查及羊膜腔穿刺吗？

所有双胎妊娠的准妈妈都应接受产前筛查。

目前，并不推荐对双胎妊娠单独进行血清学筛查。对于双胎妊娠的产前筛查，推荐孕早期超声筛查（NT 厚度、鼻骨或 / 和静脉导管）联合血清学筛查或者无创 DNA，对于需要进行产前诊断（如羊膜腔穿刺）的准妈妈，其产前诊断的指征同单胎妊娠是一样的（详见问题一）。医生会根据准妈妈的具体情况选择合适的检查方法。

? 双胎妊娠什么时候生或剖宫产比较好？

双胎妊娠的分娩方式应根据准妈妈孕期的情况、绒毛膜性、胎方位及宝宝在宫内的情况等进行综合判断。没有特殊情况的双绒毛膜双羊膜囊双胎及单绒毛膜双羊膜囊双胎可考虑阴道试产，单绒毛膜单羊膜囊双胎建议行剖宫产。

对于没有什么特殊情况的双绒毛膜双羊膜囊双胎，可到 38 周分娩；没有什么特殊情况的单绒毛膜双羊膜囊双胎可以在严密监护下妊娠至 37 周分娩；单绒毛膜单羊膜囊双胎建议 32 ～ 34 周分娩。

如果准妈妈或宝宝有特殊情况，则需由医生制订个体化的分娩方案。此外，双胎妊娠无论是自己生还是剖宫产，医生都需要积极做好准备，降低产后出血、产褥期感染等的发生，最大限度地保障准妈妈／新妈妈和宝宝的安全。

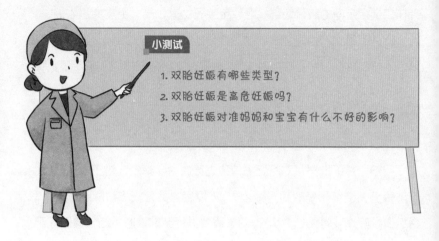

小测试

1. 双胎妊娠有哪些类型？

2. 双胎妊娠是高危妊娠吗？

3. 双胎妊娠对准妈妈和宝宝有什么不好的影响？

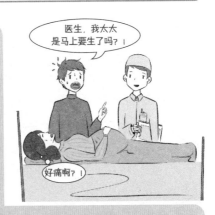

小琴今年25岁，在备孕2个月后就成功怀孕。怀孕后小琴在本市妇幼保健中心建卡，按时进行产检。孕期各项检查均未见明显异常。到预产期（孕40周），小琴感觉时不时地肚子发紧、发硬，晚上睡觉的时候比较明显，间隔10～40分钟不等，持续十几秒就消失，除此之外没其他异常表现。昨天夜里小琴又觉得肚子开始发紧了，自觉6～7分钟有一次宫缩，持续10～20秒。因为是第一胎，小琴和家人都非常紧张，就到了医院急诊科就诊。急诊科医生详细询问情况后发现小琴并没有阴道流血流液等情况，只是时不时地觉得会有肚子发紧。急诊科医生给小琴做了胎监和阴道检查，胎监提示有宫缩，强度中等，间隔10～15分钟，持续10～30秒；阴道检查发现宫口未开。小琴做完检查后在观察室休息了一个小时，自己也没有再感到肚子发紧、发硬。急诊科医生告诉小琴，她这种情况是假临产，可以回家休息。同时，医生还告诉小琴，真正在预产期生宝宝的准妈妈其实只占所有准妈妈的5%左右，在孕37周～41^{+6}周生产，宝宝都算是足月产的。小琴回家的第三天夜里，上厕所的时候发现内裤上有些血性分泌物，并且觉得宫缩从7～15分钟出现一次，慢慢变成了5～6分钟一次，间隔时间越来越短，每次持续时间有20～30秒左右。于是小琴又到急诊科，急诊胎监示宫缩间隔4～5分钟，持续约30秒，急诊科医生诊断为临产，故将小琴收入院待产。

❓ 什么是临产呢?

一般情况下,宝宝在足月(孕周≥37周)后,准妈妈如果感觉阵阵腹痛或腰酸、腹坠,就需要入院等待分娩了。临产是分娩的开始,主要表现为宫缩出现规律性,持续30秒以上,间歇5~6分钟,而且发作越来越频繁,随着子宫收缩的频率增加,疼痛的程度也加强。同时伴有子宫颈管的消失、子宫颈口的扩张和宝宝先露部的下降。当然,子宫颈管的消失、子宫颈口的扩张以及宝宝先露部的下降,是需要医生检查后才能明确的。

❓ 真临产,假临产?

假临产是指准妈妈在分娩前,由于子宫肌层的敏感性增加,出现不规律的子宫收缩。其持续时间短,间隔时间长,持续时间与间隔时间也不恒定。常常在夜间出现,清晨消失,准妈妈偶有腰酸腹坠,但很快就过去。此时,如果医生检查,就会发现宫颈口没有扩张,子宫颈管没有消失,宝宝的先露部也没有下降,而且镇静剂能够抑制假临产的宫缩。

❓ 临产前的3个征兆,真的要生啦!

临产先兆中,除了上述假临产外,还可有宝宝下降感和见红的表现。前者是由于宝宝先露部下降入盆使子宫底部下降。准妈妈感觉上腹部舒适,食量增加;但下降的先露部可压迫膀胱引起准妈妈尿频。见红则是由于准妈妈宫颈内口附着的胎膜与子宫壁分离,该处毛细血管破裂少量出血所致,是先兆临产的一个重要征象,一般发生在分娩前24~48小时,是临产前的一个比较可靠的信号。如阴道流血较多,则不应认为是分娩先兆，而要想到有无妊娠晚期出血性疾病，如前置胎盘、胎盘早剥等。

因此，当准妈妈出现上述情况时，说明距离生产的日子越来越近了，这时要听从医生的建议和安排，随时做好入院分娩的准备。

（全懿　周容）

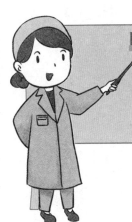

小测试

1. 孩子只有生在预产期这天才算正常吗？

2. 要生孩子之前有什么征兆吗？

3. 阴道流血就是见红，只要没有腹痛，就可以暂时不去医院，对吗？

问题十七　　早产会对准妈妈和宝宝造成什么影响？

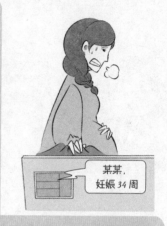

某某，
妊娠34周

　　小玲今年28岁，在备孕4个月后就成功怀孕了。怀孕后小玲选择住家附近的妇幼保健医院按时进行产检。但是在她怀孕的早期有少许的阴道流血，医生诊断为先兆流产，让她一直在家休息并口服黄体酮胶囊治疗了一个月后才好转。同时，小玲的早孕反应比较严重，全家都非常紧张，只要有一点不适都会跑到医院就诊。好在每次产检的结果都基本正常。现在小玲怀孕34周多，最近几天出去散步稍微走多点路，或者在家做家务之后偶尔会感觉下腹部发紧，肚子变硬，但是好好休息之后就会有好转。有一天晚上小玲出去散步之后又觉得肚子发紧、变硬，并且比前几天频繁些，她和全家人很害怕会早产，就来到医院急诊科。急诊科医生仔细询问了小玲的情况后，发现小玲每次宫缩都没有明显的痛感，并且是在没有休息好或者劳累后发生的，休息之后或者早上起床时就会消失或者明显减少。急诊科医生给小玲做了一个胎监及阴道B超，30分钟显示有2次宫缩，并且宫缩强度比较弱。阴道B超提示小玲的宫颈管长度是4.0 cm。小玲做完胎监经过休息之后也没有再感觉到肚子发硬，急诊科医生告诉小玲，她这种情况是生理性子宫收缩，建议她多休息、减少活动，便让她回家了。但是小玲依旧很紧张，于是第二天又找到了给她做产检的医生，反复咨询自己是否会早产，自己现在该怎么做，是否需要住院治疗。

? 什么是早产？早产对准妈妈和宝宝有什么影响呢？

早产定义的上限全球统一，即妊娠不满 37 周分娩，而下限设置每个国家不同，与其新生儿的治疗水平有关。有些国家将早产时间的下限定义为妊娠 24 周或者 20 周。

在我们国家，早产指妊娠满 28 周至不足 37 周分娩者。此时娩出的宝宝称为早产儿。

早产儿各个器官发育尚不成熟，出生孕周越小，体重越低，其预后越差。早产儿可能有各种近、远期并发症，近期并发症如脑损伤、颅内出血、呼吸窘迫综合征、新生儿肺炎、缺血缺氧性脑病、感染、坏死性小肠炎等，远期并发症如脑瘫、智力低下等都是不可预测的。

目前，国内外达成共识的是早产按原因可分为 3 类：自发性早产，未足月胎膜早破早产，治疗性早产。其中治疗性早产（也称医源性早产）是指因为妊娠合并症或并发症，为准妈妈和宝宝的安全而需要提前终止妊娠的情况。

? 早产的高危人群有哪些？

早产的高危人群包括：

（1）曾经有晚期流产和（或）早产史。

（2）孕中期阴道 B 超发现宫颈管长度 < 2.5 cm 的准妈妈。

（3）既往有宫颈手术史（如宫颈锥切术、LEEP 术后）、宫颈机能不全、子宫发育畸形（纵膈子宫、单角子宫、双子宫等）。

（4）年龄过大或者过小者：年龄 ≤ 17 岁或者 > 35 岁。

（5）妊娠间隔时间过短的准妈妈。2 次妊娠间隔时间控制于

18 ～ 23 个月，早产风险相对较低。

（6）过度消瘦的孕妇：体重指数 BMI 小于 19 kg/m³，或者孕前体重小于 501kg，营养不良者。

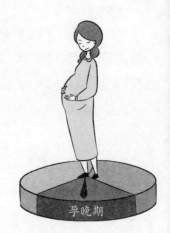

孕晚期

（7）多胎妊娠：双胎的早产率近 50%，三胎的早产率高达 90%。

（8）辅助生殖技术助孕者。

（9）胎儿及羊水量异常：胎儿结构畸形和（或）染色体异常、羊水过多或者过少者。

（10）有妊娠并发症或者合并症者。如重度子痫前期、子痫、产前出血、妊娠期肝内胆汁淤积症、妊娠期糖尿病、妊娠合并甲状腺疾病、严重心肺疾病、急性传染病、宫内感染等。

（11）有不良生活习惯，如吸烟、酗酒、吸毒等。

？ 准妈妈怎样判断自己要早产了？

早产的主要表现是在孕周不足的情况下出现子宫收缩。

最初表现为不规律的宫缩，常伴有少许阴道血性分泌物，以后可以发展为规律宫缩，其过程与足月临产相似，临床上早产分为先兆早产和早产临产两个阶段。

先兆早产的诊断：妊娠满 28 周，不满 37 周，准妈妈虽有宫缩，但宫颈未扩张，经阴道 B 超测量宫颈管长度 ≤ 2 cm。

早产临产的诊断：妊娠满 28 周，不满 37 周，出现规律宫缩（20 分钟 ≥ 4 次，或者 60 分钟 ≥ 8 次），同时伴有宫颈管进行性缩短（宫颈管

展平 ≥ 80%)，宫口扩张。

那么，为什么有些准妈妈在妊娠晚期会有子宫收缩呢？一般情况下，那是一种生理性的子宫收缩。生理性子宫收缩一般不规律、没有痛感，且不伴有宫颈管缩短和宫口扩张等改变，安静休息后会有好转。

? 如何预防早产的发生呢？

第一，预防早产应从孕前做起。

准妈妈们在准备怀孕之前应先去专科医院进行孕前常规检查，尽量避免低龄(小于17岁)或高龄(大于35岁)；合理安排2次妊娠间隔时间。目前二孩政策的放开，那些高龄的准妈妈们更要注意二孩之间的间隔；避免多胎妊娠；平衡营养摄入，避免体重指数过低；戒烟、戒酒；控制好原发疾病，如高血压、糖尿病、甲亢等；停止服用可能致畸的药物。

第二，怀孕之后到正规医院规律产检。

对于有妊娠合并症的准妈妈，应在医生指导下合理用药治疗；对于有宫颈机能不全或者前次妊娠系早产或者晚期流产，本次妊娠为单胎，孕24周前宫颈管长度小于25 mm、无宫颈环扎禁忌的，可以行宫颈环扎术。

第三，准妈妈们还需要保持良好的心态，保证充足的休息睡眠和均衡的膳食。

案例中，小玲的情况并不算早产，而是生理性的子宫收缩，这种宫缩是不规律的，没有明显痛感，会因为劳累或者活动剧烈而加重，但是休息后会有好转。如果准妈妈们遇到跟小玲相似的情况，怀孕晚期尚未足月（妊娠 > 28 周，不满 37 周）出现不规律的宫缩，下腹坠胀、肚子发紧等症状时也不必太紧张，但也不能完全忽视，建议先休息，暂时观察，适当减少活动的强度和避免长时间站立。如果是生理性的子宫收缩，在休息或者减少活动后会好转，不必立即入院治疗。若休息之后下腹部发紧或者肚子变硬等症状越来越频繁，或者出现规律宫缩（20 分钟 ≥ 4 次，或者 60 分钟 ≥ 8 次），就需要去医院就诊。如果是属于上诉早产的高危人群，还是要提高警惕，定期产检，如有异常频繁的宫缩要及时就诊，由产科医生进行检查、诊断及治疗。

（汪傲　周容）

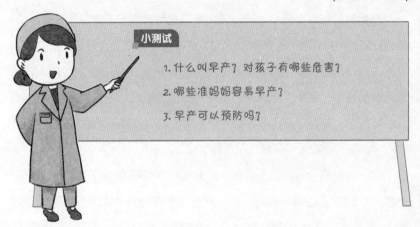

小测试

1.什么叫早产？对孩子有哪些危害？

2.哪些准妈妈容易早产？

3.早产可以预防吗？

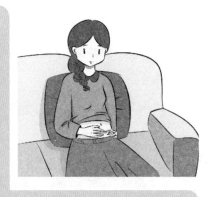

问题十八	剖宫产＆顺产？

　　婷婷今年 30 岁，是一位怀二胎的准妈妈，3 年前在宫口开 3 cm 的情况下，破水后发现羊水已经有Ⅲ度胎粪污染，因为担心宝宝在宫内缺氧，只得做了剖宫产。手术很顺利，婷婷生下一个 6 斤半的宝宝，恢复也很好。但手术之后，伤口的疼痛让她久久不能正常活动，想要亲自给宝宝喂奶、换尿不湿也不太方便。她总遗憾着没能够顺产，同时也担心下一次怀孕是否会有什么影响。

　　在宝宝两岁多的时候，婷婷怀上了第二胎，她从网上了解到，第一胎剖宫产，第二胎仍然有机会顺产，而且也确实有很多第一胎剖宫产的二胎妈妈成功顺产下了二宝。于是，她下定了决心，一定要弥补心里的小遗憾，争取这一次要顺产。可是，真的可以吗？怀孕 37 周的时候，医生给婷婷做了检查，胎位是头位，估计宝宝大小 6 斤左右。于是和婷婷商量：这次是否愿意阴道试产？婷婷虽然愿意试一试，可心里仍然有一些小小的担忧，她向医生提出了自己的疑问：这次怀孕距离上次剖宫产时间会不会太短了？在生产的过程中子宫上的瘢痕会不会裂开？宝宝会不会有危险？会不会生了一半生不出来还得做手术？

随着国家计划生育政策的逐渐改变，二孩政策全面放开，许多第一胎剖宫产的准妈妈面临着和婷婷一样的问题，二胎是自己生还是剖。从以往的观点和大众普遍的认识来看，第一胎做了剖宫产，第二胎肯定就只能剖，如果不剖，子宫上的瘢痕就会破裂大出血，准妈妈和宝宝就都有危险。而事实上，到底是不是这样呢？瘢痕子宫的妈妈，如果怀孕足月了，准妈妈和胎儿都健康的状态下，到底能不能试着顺产呢？顺产成功的机会大不大？会不会发生子宫破裂大出血？

我们以婷婷的故事为例，来为准妈妈们解惑。

? 第一胎为什么做剖宫产？

第一胎做剖宫产的原因与第二胎有没有可能阴道试产有关。如果婷婷第一胎是因为骨盆绝对狭窄做的剖宫产，由于骨盆大小是不会改变的，剖宫产指征仍然存在，所以这次二胎就只能再做剖宫产。但婷婷第一胎是因为临产后发现羊水胎粪污染做的剖宫产，这次会不会也发生不好说，但至少目前这个指征是不存在的，也没有出现新的必须做手术的指征，比如前置胎盘等，所以婷婷这胎是可以尝试顺产的。

? 第一胎手术顺利吗？是否按期出院？

第一胎手术顺利与否，准妈妈是否按期出院关乎子宫切口是否愈合良好。婷婷第一胎剖宫产手术过程很顺利，术后恢复良好，按期出院，是不是就说明子宫切口愈合良好，这次阴道试产就没问题了呢？

许多妈妈在手术后互相比较腹部伤口长得好不好，有没有留疤，试图通过这些来判断剖宫产手术做得好不好，这显然是不科学的。除了腹部表面的切口外，医生更关心的是子宫上的切口，子宫切口是否能够良好地愈合，我们凭眼睛是看不见的，这和许多因素相关，只能通过了解手术方式（尤其是子宫切口的类型）、手术过程以及术后的情况来推测，从而判断二胎到底能否阴道试产。

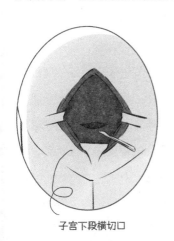

子宫下段横切口

一般情况下，目前剖宫产手术中子宫的切口都是子宫下段横切口（这跟腹壁切口是横是竖没有关系），但也可能有子宫体部纵切口（就是书上说的古典式切口）和 T 型切口等，这可能跟手术时取胎困难、胎盘位置异常等因素有关，后两种子宫切口因为创面更大，愈合过程更缓慢，再次妊娠发生子宫破裂的风险会明显增加，不适合阴道试产；同时，手术过程是否顺利，取胎时子宫切口是否有裂伤，也是影响切口愈合的一个重要因素。另外，准妈妈第一胎剖宫产时是否有感染，产前、产时、产后有没有异常的发热，有没有晚期产后出血等都可能与子宫切口的愈合相关。因此，需详细了解第一胎手术的情况和术后恢复的情况，才能推测子宫切口是否愈合良好，判断此次是否有阴道试产的机会。

许多瘢痕子宫的准妈妈发现，到孕晚期产检的时候，产科医生会要求 B 超测量子宫下段厚度，是不是通过这个厚度就可以判断子宫切口愈合的程度呢？从目前的研究来看，由于受测量方法、测量人员、测量位置等多种因素的影响，还没有一个统一的标准。综合大样本的研究，一般认为，子宫下段厚度大于 2 mm 时阴道试产过程中发生子宫破裂的风险不会增加。另外，妊娠晚期 B 超不仅只关注子宫下段厚度，尚应关注各层次回声是否连续均匀、有无局部肌层缺失、局部羊膜囊有无向外膨出等，如果有这些情况存在，表明自己生的风险增加，应该再做剖宫产。

❓ 这次怀孕距离上次剖宫产时间有多长？

这次怀孕距离上次剖宫产的时间关乎子宫破裂的风险。婷婷此次怀孕距离上次剖宫产间隔时间有两年多，时间够长吗？子宫破裂的风险大不大呢？因为子宫切口的愈合分为纤维瘢痕修复、瘢痕成熟和瘢痕肌化3个阶段，恢复过程很缓慢。到剖宫产术后半年，子宫切口的瘢痕修复都并未全部完成，直到术后2～3年瘢痕肌肉化的程度达最佳状态，此后瘢痕肌肉化的程度变差并逐渐退化和失去弹性。

应该避免剖宫产术后6个月内再怀孕，否则子宫破裂的风险会大大增加。术后2～3年可能是最佳再孕时期。

因此，国内的产科医生一般要求剖宫产后2年再怀孕。而国外专家通过大样本研究的观点比国内更新，比如美国医生认为，在上次剖宫产术后6～18个月妊娠并不增加子宫破裂的风险；加拿大医生认为，在上次剖宫产术后9～15个月妊娠尝试阴道试产不增加发生子宫破裂的风险。所以，婷婷这次二胎距离上次剖宫产间隔时间有两年多了，是完全可以考虑阴道试产的。

❓ 准妈妈此次是否具备阴道分娩的四大要素？

准妈妈是否具备阴道分娩的四大要素关乎其是否有阴道试产的条件。前面已经讨论了许多子宫瘢痕的问题，但抛开子宫瘢痕不讲，能不能阴道分娩，还得由分娩的四大要素说了算。如果根本不具备分娩的四大要素，瘢痕都没必要摆上桌面来讨论。

首先普及一下什么是分娩的四大要素：

第一，产力。

简单地说，就是让宝宝从子宫内出来的力量。在宫口开全（10 cm）之前，是不需要准妈妈用力的，主要靠阵痛（就是书上说的子宫收缩力，这个是你自己无法控制的）来帮助宝宝下降和宫口打开；但在宫口开到10 cm以后，除了子宫收缩，就还要靠准妈妈向下屏气用力（就是书上说的腹肌和膈肌的收缩力，这个是你自己可以控制的，就像你解大便一样）把宝宝往外推。

这时候，年轻的、平时爱锻炼的准妈妈在产力上可表现出明显的优势。

第二，产道。

产道是宝宝从准妈妈子宫里出来的通道。宝宝从阴道分娩，肯定要经过子宫颈、阴道，还有外面保护这些盆腔器官的骨盆，整个道路通畅，宝宝才能顺利出生。因此，要保证骨盆大小是合适的（这在足月时由产科医生评估），子宫、阴道是没有畸形、没有肿瘤的（怀孕前就应该做常规的妇科检查）。同时，还有一个十分重要的问题：胎盘一定不能把宫颈口堵塞了！

前置胎盘的准妈妈是不能经阴道分娩的！

第三，胎儿。

宝宝的大小和在子宫里的位置也是十分重要的。正常的足月宝宝体重应该是介于5斤至8斤，如果估计宝宝超过8斤（书上叫巨大儿），顺产的难度就大大增加；当然了，一般来说6斤半以内的宝宝是最好生的；同时，宝宝在子宫里的正常位置应该是头朝下（头位），如果屁股或脚朝下（臀位），那么阴道分娩的风险和发生难产的概率会非常大，很可能发生屁股出来后头出不来（书上叫后出头困难），这时非常危险，宝宝发生窒息的可能性极大。还有一种胎位叫横位，顾名思义就是宝宝横在准妈妈子宫里，是不可能顺产的。因此，经产科医生评估后，如果宝宝体重过大，或者胎位异常且不能纠正，那建议还是选择剖宫产吧。

第四，精神心理因素。

这一点是非常非常重要的，阴道分娩对于每一个准妈妈来说都是再自然不过的事，准妈妈必须从心理上认同这一点，放松放松再放松，才能接受整个分娩过程的漫长和不适，才能尽自己最大的努力迎接新生命的到来。

就婷婷来说，经医生评估，胎位是头位，估计6斤左右，胎位大小都正常；年青女性，产力、产道都没问题，而且她也有强烈的愿望想要顺产，分娩的四大要素全都俱备。再看上次剖宫产，距离此次怀孕已有两年多，手术过程很顺利，当时没有任何手术并发症，按期出院，推测子宫切口应该愈合良好，发生子宫破裂的风险较小。同时，婷婷上一次是经过试产后羊水不好再做的剖宫产，宫口已开3 cm，估计此次顺产成功的概率会比较大。

医生解答了婷婷的疑问，帮她树立了顺产的信心。在预产期后第二天，婷婷自然临产后顺利阴道分娩，生下一个6斤3两的宝宝，母子均平安。她终于弥补了心里的小遗憾，同时也鼓励了周围的瘢痕子宫二胎准妈妈：第一胎剖了，二胎一样可以顺产！

（孔令伶俐　张　力）

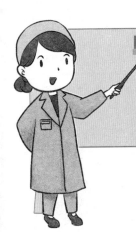

小测试

1. 是不是一次剖宫产就只能永远剖宫产？

2. 第一胎剖宫产，什么情况下二胎可以考虑尝试阴道分娩？

3. 第一胎剖宫产，二胎想自己生，有哪些风险？

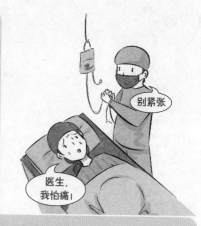

　　"宝宝一切正常，今天把入院证先开给你，如果发作了就直接来入院。"周教授做完检查后边洗手边说。"那我能不能选择剖宫产?"杜珊珊怯怯地问。

　　和许多准妈妈一样，自从得知自己即将成为妈妈开始，杜珊珊和丈夫就处于一种既喜悦又焦虑的状态，怀孕之初主要担心孩子发育有问题，现在又纠结于选择什么分娩方式。妈妈说："女儿啊，一定要剖，我了解你，你受不了那个罪!"婆婆说："还是自己生的好，哪有生孩子不疼的。"自己生的好处自然不必说了，可杜珊珊从小就特别怕疼，再加上电视上演的生孩子时产妇那种撕心裂肺的惨叫和痛不欲生的表情，让杜珊珊一想就觉得恐怖。

　　在周教授的门诊上这种情况太多了，虽然产妇年龄不大，也没有什么合并症，宝宝也一切正常，但还是有许多准妈妈会提出来要求做剖宫产手术，主要原因就是怕疼! 多年来的从医经验让周教授很能理解准妈妈们的担忧，周教授和颜悦色的说："害怕疼的问题，生的时候可以考虑选择分娩镇痛，我建议你到麻醉门诊去咨询一下，他们会给你一个满意的答复。"

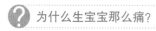

为什么生宝宝那么痛？

如果把疼痛按照不同的级别分成 0 ~ 10 级，那么孕妇往往会将产痛评为接近最高级别的 9 ~ 10 级，为什么生宝宝会那么痛？这是由产痛的机制决定的。和普通的躯体切割痛不同，生宝宝时不但有胎头对子宫颈的压迫和扩张造成的机械牵拉痛，还有频繁宫缩造成子宫缺血缺氧和释放的致痛介质引起的化学性疼痛，而且这些都表现为内脏痛，以痉挛痛和坠涨感为主，还会放射到腰部、盆腔、大腿等部位，不同于我们所熟悉的躯体表面的局限性疼痛。所以，产妇往往用痛不欲生来形容产痛。

剧烈的疼痛对准妈妈和宝宝也是十分不利的，会加重准妈妈的烦躁和焦虑情绪，也会造成准妈妈过度通气和体内酸碱平衡失调，加重胎儿缺氧的风险。而准妈妈在待产期如果因为疼痛休息不好或过度消耗体力，将导致准妈妈分娩时产程延长和产后子宫收缩乏力，甚至增加宝宝缺氧和产后出血等风险。

常用的分娩镇痛方法有哪些？应该如何选择？

目前用于缓解产痛的方法很多，归根结底分为药物或非药物两类，总体来说药物镇痛的效果会更确切一些。常用方法包括拉玛泽呼吸法、布拉德利技巧、水中分娩、

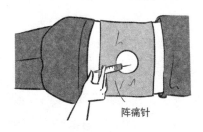

阵痛针

针灸、催眠分娩、药物镇痛、神经阻滞镇痛、导乐仪镇痛等。

拉玛泽呼吸法通过学习所谓的节奏呼吸法，在分娩的不同阶段配

分娩镇痛真的有必要吗？ 问题十九

合几种不同的呼吸节奏，旨在教准妈妈如何从疼痛中转移注意力，以便让她从心理上认为身体真的一点也不痛。这种方法要求准妈妈能确实地做好练习，并训练自己集中注意力；布拉德利技巧鼓励准妈妈放松自己，听从身体的本能，通过分娩时姿势的改变

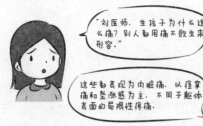

"刘医师，生孩子为什么这么痛？别人都用痛不欲生来形容。"

这些都表现为内脏痛，以痉挛痛和坠涨感为主，不同于躯体表面的局限性疼痛。

那现在具体的镇痛方法有哪些呢？该怎么选择？

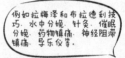

例如拉梅泽和布拉德利技巧、水中分娩、针灸、催眠分娩、药物镇痛、神经阻滞镇痛、导乐仪等。

进而发现自己分娩时最舒适及最有效的方法，布拉德利技巧也推荐配合一种自然的呼吸技巧；催眠分娩和上述方法类似，采用心理暗示和注意力转移等方法让准妈妈从心理上减少对疼痛的感知和恐惧，这几种方法具体效果与孕妇掌握和使用得好坏有关。

针灸是一种根据经络理论，按镇痛要求循经取穴，辩证运用针刺手法在一定程度上缓解疼痛的方法，大概能缓解 30% ~ 40% 的产痛，但是现在能实施的专业技术人员不多；导乐仪采用高科技技术，由低频率的脉冲波连续刺激准妈妈特定部位的外周神经，激发身体自然产生镇痛递质，还能阻断和舒缓疼痛信息的传入，能在一定程度上缓解产痛；水中分娩在我国开展得很少，安全性也有待考证。

药物镇痛包括全身用药和椎管内用药两种方法。

全身用药主要是在第一产程早期肌注杜冷丁镇痛，对宝宝影响是比

较小的，全身用药镇痛的机制是通过作用于中枢抑制了大脑皮层对疼痛的感知。椎管内用药是将局麻药物持续泵注到椎管内的特定部位，通过阻断疼痛由外周向中枢传导发挥作用，大概可以缓解 70% 的产痛。由于产痛主要表现为一种内脏痛，所以这也是为什么靠躯体表面的按摩、针刺等方法来缓解疼痛效果有限的原因。而药物分娩镇痛可以很好地缓解内脏痛，所以对缓解产痛更有效。尤其是椎管内镇痛时药物用在椎管内，入血的量极少，对宝宝影响也更小。

准妈妈具体选择哪种方法主要取决于镇痛方法本身的效果和其在产程中所感受到的疼痛程度，可以在不同的分娩阶段和不同疼痛程度时选择不同的方法，多种方法相结合使用。例如，在疼痛不是太剧烈时可以选择一些非药物的方法缓解疼痛，比如按摩、导乐仪、心理暗示、呼吸疗法等，必要时也可以注射杜冷丁药物镇痛。随着宫口的开大，疼痛逐渐加剧时可以选择效果更为确切的椎管内药物镇痛。所以在产前对各种方法有所了解可以避免产痛出现后的茫然无措，帮助准妈妈们在不同阶段做出最佳的缓解产痛的选择。

？ 为什么生宝宝还要看麻醉门诊？

在中国，虽然很少有准妈妈在产前看麻醉门诊，但是，足月的准妈妈看麻醉门诊在国外已经成了一项常规，产前麻醉门诊主要的作用是对准妈妈进行分娩镇痛的评估和宣教。

无论是自然分娩还是实施剖宫产手术，都需要由麻醉医师来对准妈妈的情况进行详细的了解。

一方面，自然生产的过程中可能会出现各种意外情况危及准妈妈和宝宝的生命安全，存在施行紧急剖宫产的可能性，麻醉医师事前对准妈

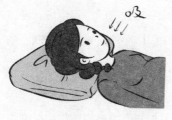

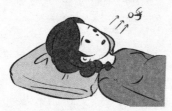

妈的情况进行了解可以避免临时慌乱出现疏漏。另一方面，在国外由麻醉医师参与施行的椎管内分娩镇痛是最有效的缓解疼痛方式，可以缓解大部分的分娩疼痛，而要做这种分娩镇痛也需要由麻醉医师事先对准妈妈进行评估。同时，通过在麻醉门诊的分娩镇痛宣教可以帮准妈妈制订合理的镇痛方案，减少产前紧张和焦虑情绪。

麻醉门诊评估的内容包括准妈妈有无妊娠并发症或合并症，如糖尿病、妊娠期高血压疾病、心脏病等，有无脊柱畸形、外伤或手术史，有无椎间盘突出病史，平时有无腰疼、腿疼、下肢麻木和感觉异常等病史。同时，还包括最近一次血常规和凝血功能是否正常，最近有没有服用抗凝药物等。麻醉医生还通过对脊柱穿刺部位的体格检查，确认穿刺部位是否存在感染和压痛等异常情况。在实施椎管内分娩镇痛之前，麻醉医生还需要再次对准妈妈的体温和宫口开大情况进行了解。

❓ 椎管内药物分娩镇痛有风险吗？

椎管内药物分娩镇痛存在一定风险，包括穿刺过程中有可能存在的感染、出血、血肿、神经损伤，用药过程中出现的药物入血等。但是，只要准妈妈不存在椎管内药物分娩镇痛的禁忌症，在进行穿刺的过程中也能很好配合，操作导致的并发症的发生率是非常低的。椎管内药物分娩镇痛技术在 20 世纪 80 年代就在欧美国家广泛使用，美国椎管内分娩镇痛的使用率大概是 70%，日本也高达 60%，在我们国家的发达地区也成功地使用了近 20 年了。但是，由于诸多原因，椎管内药物分娩镇痛在我国开展得还不够广泛。

？如何申请使用椎管内药物分娩镇痛？有哪些注意事项？

准妈妈可以在宫缩发作入院转到待产室里后告诉护士分娩镇痛的要求，先由她们评估准妈妈宫缩和宫口扩张的情况，如果都满足条件，就会通知麻醉科医生来做访视，如果不存在椎管内药物分娩镇痛的禁忌，麻醉医生会给准妈妈和家属交代椎管内分娩镇痛的风险、费用和注意事项，如果准妈妈和家属理解并愿意接受就可以实施了。

椎管内药物分娩镇痛的实施过程大概在 5 ~ 10 分钟左右，麻醉医生会在准妈妈的椎管内留置专用的导管，通过导管持续注射低浓度局麻药物，直到宫口开全为止。准妈妈在椎管内药物分娩镇痛操作完成后可以回到待产室休息，麻醉医生和护士会定期对分娩镇痛效果进行随访。进入待产状态的准妈妈禁止食用固体食物，而应以液体功能饮料为主。

？杜珊珊的自我实践

在接下来的日子里，杜珊珊学习了拉玛泽呼吸法，了解了国外的催眠分娩理论，还在医院的微信公众号上向专业的麻醉医生咨询了椎管内分娩镇痛实施的许多细节，对椎管内分娩镇痛的实施过程和风险以及自己该如何配合也有了正确认识和足够的心理

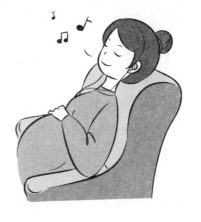

准备。同时她还通过在线咨询助产士，了解了生产时的许多注意事项。助产士告诉她，许多准妈妈在宫口开全之前由于疼痛大喊大叫耗费了许多体力，导致生宝宝时没有了力气，宝宝被卡在产道里长时间出不来，造成宝宝缺氧不说，准妈妈的产道也水肿得厉害，甚至在生完以后还可能由于过度疲劳导致子宫收缩不好，产后出血风险也会大大增加……

通过不断学习，杜珊珊明白了在宫口开全之前不但要调整好自己的心态，而且要做好分娩镇痛，只有这样才能充分保存体力，这一点对准妈妈和宝宝都十分重要，有了专业知识武装的她对自己生宝宝已经充满了信心。总之，分娩期良好的镇痛和心态帮助杜珊珊成功晋升为新妈妈，在麻醉医生和助产士的帮助下她非常顺利生出来一个健康的宝宝。现在，她逢人就推广她的分娩镇痛经验呢！

（罗林丽　周　容）

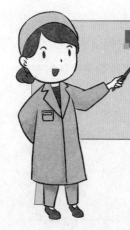

小测试

1. 想自己生，又怕痛，有没有办法可以无痛分娩呢？

2. 分娩镇痛有哪些选择呢？是不是只要用上就一点也不痛了？

3. 药物镇痛会影响宫缩和胎儿吗？

问题二十	如何正确告别风俗，科学坐月子？

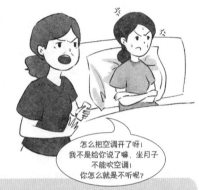

怎么把空调开了呀！我不是给你说了嘛，坐月子不能吹空调！你怎么就是不听呢？

小丽前不久生了一个漂亮的女儿，全家人都非常高兴，家里人对宝宝和小丽的照顾无微不至，小丽的婆婆更是从老家赶过来专职打理小丽"坐月子"期间的一切事务。在接下来坐月子的期间，小丽的婆婆按照老一辈的规矩来规定小丽的生活起居。由于正赶上三伏天，小丽的婆婆怕年轻人贪凉落下"月子病"，对小丽提出"坐月子五不准"：不准洗头洗澡；不准刷牙梳头；不准开窗通风和使用空调；不准随便下床活动；不准看电视和耍手机。小丽却对坐月子有不同的看法，经常为这"五不准"和婆婆闹别扭，弄得家里硝烟弥漫，甚至到了剑拔弩张的地步。

某天下午，由于连续几天高温，小丽实在受不了想洗澡，但婆婆坚决不同意，小丽只得躺在床上生闷气。晚饭时间到了，婆婆叫了几声小丽都没有回音，正好小丽老公下班回家，准备去哄哄媳妇。一进卧室吓了一大跳，屋子里门窗紧闭、闷热难耐，小丽躺在床上呼吸急促、面色潮红、一身痱子，一量体温39度，赶紧送到医院。医生马上降温输液，小丽才缓过劲来。医生告诉全家人，小丽是因为"捂月子"发生了产褥中暑，幸亏就医及时，否则后果不堪设想……

对小丽家这样的事情大家可能并不陌生，因为它可能存在于千千万万的家庭。坐月子是中国的传统，更具中国特色。大家的科学观不同，对坐月子的看法也不尽相同。

坐月子，在西医医学教科书上称之为产褥期，是指分娩后产妇身体、生殖器官和心理方面调适复原的一段时间。

在此期间，除乳腺以外，由于妊娠和分娩引起的全身各器官的变化，逐渐恢复到妊娠前状态，一般需 6 周。在这段坐月子的时间内，产妇应该以休息为主，调养好身体，促进全身各器官系统，尤其是生殖器官的恢复。

中医认为，坐月子是妇女生完孩子必要的一段休整时间，这时候产妇气、血、筋、骨都很虚弱，很容易受到风寒的侵袭，需要一段时间的调理才能恢复健康。那么我们该如何正确地坐月子呢？哪些坐月子陋习需要摒弃？哪些又是我们需要注意的呢？

我们就以小丽婆婆的"坐月子五不准"来为大家解惑。

❓ 坐月子期间不能洗头洗澡吗？

在传统观念中，坐月子期间千万不能洗头洗澡，否则落下病根会一辈子头痛、脱发，根本治不好。老人们之所以这么说，是因为过去住家房屋条件有限，家里洗浴设施简陋，没有热水器、空调、浴霸、吹风机等，即便是烧开水洗澡，环境也不够温暖。而妈妈们在产褥期免疫力有所下降，在当时的环境下洗头、洗澡容易增加感冒的机会，而且一旦发生感染，会直接影响妈妈们的恢复，甚至会影响宝宝的健康，所以才有这样的禁忌。

现代的生活环境得到很大的改善，适度的清洁对妈妈的宝宝有很多好处。

妈妈们出汗较多（书上叫褥汗，是产后的正常现象），恶露（产后阴道流出的分泌物，一般持续3周）和溢出的乳汁也可能弄脏身体，如不及时清洗，会导致病菌的滋生，引起毛囊炎、子宫内膜炎、乳腺炎等。所以在坐月子期间是可以洗头洗澡的，夏天更应该勤洗。新妈妈们顺产后可以及时洗头洗澡，大小便后还应用温水清洗外阴，保持会阴部伤口的清洁和干燥；剖宫产腹部伤口愈合后（一般5～7天）就可以淋浴，期间可擦浴和洗头。

洗头洗澡时要注意保暖，采用淋浴，不洗盆浴。

洗头后及时擦干或吹干头发，可避免受凉感冒。

? 坐月子能刷牙梳头吗？

在传统观念中，坐月子不能刷牙，否则会落下牙痛的病根，而且容易引起牙齿松动早掉。

事实上，坐月子是必须刷牙的。

过去有不少妇女盲目信奉月子里不能刷牙的老规矩，结果是坐一次月子毁了一口牙。刷牙是清洁牙齿及牙周的主要方法，坐月子期间准妈妈们往往会频繁进食很多油腻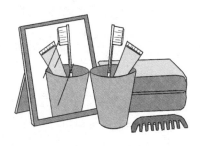和高蛋白的饮食，如果不漱口刷牙，食物残渣会残留在牙齿间以及牙齿与牙龈的缝隙间，短时间内就会滋生出细菌，从而引发牙菌斑和牙周炎，长期下去会导致龋齿、牙齿松动甚至脱落，而且还可能成为潜在的病原菌的隐藏处，在身体抵抗力减弱时，引起全身感染。当然，产后短期内身体的雌激素等并没有完全恢复到孕前的水平，牙龈娇嫩容易出血，刷牙时应尽量用温水，每次饭后要漱口，早晚要刷牙，并选择软毛的牙刷轻柔竖着刷。孕期和产褥期钙流失增加，所以坐月子期间要和孕期一样注意补钙，保证牙齿的健康。

在传统观念中，产后梳头也不行，认为梳头不仅会掉头发，还会招风，年纪大了头就会痛。其实，分娩后汗腺分泌旺盛，如果不梳洗头发，时间久了，妈妈们就会蓬头垢面，气味难闻，既不雅观也不卫生。头发是有生长周期的，查查人体毛发的解剖和组织结构就可以得知，人体的头发是呈周期性生长和休止的。头发，到最后本来就是要脱落的，这与梳不梳头没有关系。经常梳头，不仅能使头发保持整洁，而且还能加速头皮的血液循环，提供营养，预防脱发。

所以，妈妈们产后应当比平时更注意卫生，除了像平时一样洗漱、刷牙、洗脸、洗脚、梳头，饭前便后洗手，更应在喂奶前洗手。还应勤换内裤与卫生垫，出汗多还要勤换衣服。

❓ 坐月子不能开窗通风、不能吹空调吗？

在传统观念中，坐月子要门窗紧闭，千万不能见风，更不能用电风扇和空调，否则会落下怕冷、怕风、关节疼痛等毛病。事实上，产后应有良好的休息环境，夏季注意凉爽，冬季注意保暖，保持室内温度适宜，空气新鲜，通风良好。空气质量的好坏对妈妈们和宝宝的健康至关重要，如果空气流通受阻，容易吸入甲醛、霉菌、过敏原等有害物质，可能会导致身体出现不适，甚至引发疾病。所以，即使在冬季也要适当开窗通风，保持室内空气新鲜。应注意的是，妈妈们对温度较敏感，不应坐在房屋风口处，尤其是应避免穿堂风，也要避免直接吹到电扇和空调的冷风。夏季气温高，适当开空调对妈妈和宝宝都是有益的。"捂月子"的习俗是不科学的，这样使汗液不能蒸发，影响体内散热，严重时发生产褥中暑。故事中的小丽已经发生了轻度的产褥中暑，如果不及时处理，体温持续升高，可出现意识不清、昏睡昏迷、血压下降等重度中暑表现，若再不积极抢救，往往迅速出现呼吸循环衰竭而死亡，这样的悲剧时有报道。

❓ 坐月子能下床活动吗？

坐月子并不意味着要在床上躺一个多月。长期不活动，不仅肌肉会萎缩，还可能形成深静脉血栓，严重时发生栓塞症危及妈妈们的生命。基于以上原因，医生鼓励妈妈们尽早活动。产后关节疼痛大多是生产时局部肌肉和关节用力过度所致，产后第一天保证足够睡眠和休息就可缓解，第二天就可随意活动。

适当活动可以有效预防产后静脉血栓的形成，有利于促进子宫恢复，帮助腹部肌肉、盆底肌肉恢复张力，保持健康的形体。

妈妈们应根据自己的能力决定运动时间和次数，注意不要过度劳累，要避免长时间站立和干重活（包括抱着宝宝长时间站立和走动），以免发生子宫脱垂。坐月子期间在床上休息时，可以多采取俯卧位，这样有利于子宫恢复到正常的前倾前屈的位置。坐月子期间，妈妈们可以多做提肛运动和健身操，以帮助恢复盆底肌肉的张力。

❓ 坐月子能看电视和手机吗？

妈妈们坐月子期间不能出门是非常无聊的，看看电视打发时间，玩玩手机和平板电脑，保持心情舒畅，有利于防止产后抑郁。但是老年人却说，坐月子期间不能看电视玩手机，伤眼睛。其实长时间盯着电子屏幕看，的确会伤眼睛，容易引起眼部疲劳、屈光不正、干眼症等，但这些跟坐不坐月子没有关系。所以妈妈们只要控制好时间，坐月子期间是可以适当看电视和用手机的。但要注意：

（1）看电视玩手机最重要的是不影响休息，因为若没有良好的休息，不仅影响精力，还可导致抵抗力下降，容易发生子宫恢复不良、感染、晚期产后出血等。

（2）看电视时不要长期固定一个姿势，以免腰酸背疼，应该每隔15～30分钟闭上眼睛休息一会而儿，站起来走动一下，以消除眼睛和身体局部的疲劳。

（3）不要饭后立即看电视，否则容易造成供给胃肠的血流减少，影响妈妈们的消化吸收能力。

（4）不要看刺激性的电视，比如伤感的、惊悚恐怖的，以免影响心情，发生产后抑郁。

（唐林　张力）

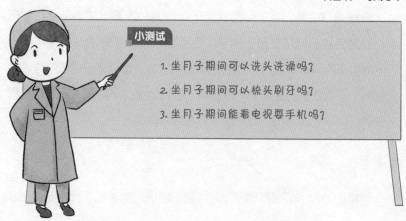

小测试

1. 坐月子期间可以洗头洗澡吗？

2. 坐月子期间可以梳头刷牙吗？

3. 坐月子期间能看电视耍手机吗？

美美是名新手妈妈，腊月里生了个猴宝宝，全家都高兴得合不拢嘴。坐月子恰赶上春节，一大家子围着她这个骄傲的新妈妈团团转，其乐融融。春节里大家大鱼大肉，美美眼馋得不行，婆婆却什么也不准

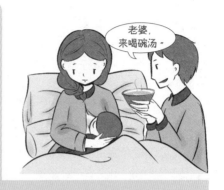

老婆，来喝碗汤。

美美吃：盐不能吃，肉不能吃，蔬菜水果也不能吃，那能吃什么？顿顿小米粥、红糖水滚鸡蛋，还有喝不完的鸡汤、鱼汤、排骨汤……眼瞅着宝宝都出生快小半个月了，美美越来越觉得没什么胃口，浑身乏力，奶水也老是不够。孩子爸爸只好张罗着给宝宝兑些奶粉，婆婆的脸色也越来越难看，非说是美美生孩子的时候怕疼，剖宫产影响下奶了，自己每天好吃好喝地伺候着媳妇，却还是把孙子给饿着了。美美产后情绪本来就波动挺大的，被婆婆这么一呛，经常偷偷地掉眼泪，更是没什么奶了，生孩子前本来信心十足地要母乳喂养，现在也想着不如给宝宝吃奶粉得了。

看了美美的故事，你是不是想了解一下母乳喂养到底有什么好处？坐月子要怎么吃？为什么美美没有奶水？是不是剖宫产影响产奶了？

? 母乳喂养有何好处？

母乳喂养宝宝是非常有必要的，同时哺乳对妈妈们的产后恢复也有不少好处。

世界卫生组织和我国卫计委推荐纯母乳喂养（除母乳外，不给婴儿吃其他任何液体或者固体食物）宝宝 6 个月，之后加辅食，继续母乳喂养至少 24 个月。

首先，对宝宝来说，母乳中含有丰富的蛋白质、碳水化合物（糖类）、脂肪、维生素、矿物质及免疫成分。母乳不仅能够给宝宝提供足够的营养，还可以提高宝宝的免疫力，预防过敏，同时还能促进神经系统、肠道发育，让宝宝更聪明、更健康。母乳喂养的孩子成年以后，患心脏病、糖尿病、肥胖的风险都有所降低。

其次，对妈妈来说，母乳喂养可以帮助产后子宫恢复，减少产后出血的发生。此外，母乳喂养期间的营养消耗，还能帮助妈妈们迅速恢复体重。母乳喂养还能降低乳腺癌、卵巢癌等的发病率，减少发生骨质疏松的风险。

最后，母乳喂养经济、方便，并且能够促进妈妈和宝宝的情感交流，增加母子感情。

? 如何才能保障母乳喂养成功呢？

妈妈的营养状况是泌乳的基础。

在哺乳期，妈妈既要分泌乳汁，哺育婴儿，又要逐步补偿妊娠、分娩时的营养消耗，促进各器官、系统的恢复，因此营养需求比孕期更多。哺乳期间需要的能量较非孕期增加了近 1/4（2100+500 kcal），其中蛋白质、脂肪、碳水化合物占比分别为 15% ~ 20%，20% ~ 30%，50% ~ 65%。其中，应特别强调增加蛋白质尤其是优质蛋白的摄入。而其他营养素如钙、铁、碘、维生素 A、维生素 C、叶酸等的需求也比非孕期明显增加。

传统观念认为，坐月子的妈妈们由于刚刚分娩，体力、精力与营养都有较大损失，因此常用鸡汤、鱼汤等进补。在某些地区，妈妈一天吃十几个鸡蛋、喝两三斤红糖水这样的做法也屡见不鲜，且普遍存在只重视产后头一个月营养的现象。过去生活水平低，平时的营养较差，普遍存在贫血、缺钙等营养不良性疾病，再加上生孩子消耗很大，所以在过去，坐月子要吃非常多的高糖、高脂肪、高蛋白的食物来大量补充身体的营养是有一定道理的。但对现代人来说，基础营养水平已大大提高，虽然哺乳期营养需求增加，但不意味着需要大鱼大肉，而更加强调的是食物多样，膳食均衡。

妈妈产后既要注意食物安全，即不吃生冷、强烈刺激的食物，忌烟酒，避免喝浓茶和咖啡，也不能只注重产后头一个月，而应贯穿整个哺乳期。

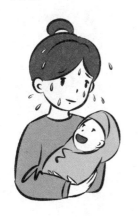

哺乳期间的营养均衡很重要，各类食物都应该摄取，包括谷薯类、鱼禽蛋肉奶类、豆类及其制品、蔬菜水果类、油、盐。

妈妈们为保证进食量，可少食多餐，在三餐间适量加餐。

有的地方习俗认为新妈妈们不能吃盐，这是极不正确的。由于产褥期新妈妈们每天出汗在 800 毫升左右，大量的无机盐（Na^+、

K^+）通过汗水丢失，因此，不吃盐，几天下来人就会全身乏力，这在医学上叫低钠综合征。妈妈们分娩后代谢旺盛、多汗，更容易发生这种情况。因哺乳，妈妈们对蛋白质的需求增加，每天应增加 80 g 的鱼、禽、蛋、瘦肉的摄入或补充大豆及其制品，以满足增加蛋白质的需要。

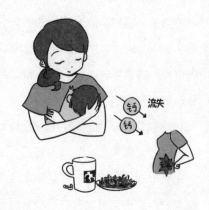

选用碘盐烹调食物，适量摄入海带、紫菜、鱼、贝类等富含碘或 DHA 的海产品，选用动物肝脏、蛋黄等富含维生素 A 的食物，可以帮助宝宝的大脑、视力及神经系统发育。

哺乳期大量钙质流失，导致新妈妈们骨质软化，出现腰酸腿痛、肌肉痉挛、牙齿松动等症状。应注意钙质的补充。奶类含钙量高，易于吸收利用，是钙最好的食物来源，新妈妈们每日若能比孕前多喝 200 ml 牛奶（总量达 500 ml），则可从中得到约 540 mg 优质钙。再加上适当多摄入可连骨带壳食用的小鱼、小虾，大豆及其制品，以及芝麻酱及深绿色蔬菜等含钙丰富的食物，则可满足哺乳期钙质的需要（1000 mg）。必要时，妈妈们可在保健医生的指导下适当补充钙制剂。为了增加钙的吸收和利用，也应注意补充维生素 D 或多做户外活动。

我国不少地方民间有月子期间不能吃蔬菜、水果的习俗，担心"寒凉"。但坐月子不吃蔬菜水果是对健康很不利的。

新鲜蔬菜、水果含有多种维生素、矿物质以及膳食纤维、果胶、有机酸等成分，不仅可以促进乳汁分泌，还能增加肠蠕动，增进食欲，减少便秘。

妈妈们在分娩过程中体力消耗大，产后腹部肌肉松弛，长时间卧床，运动量减少，致使肠蠕动变慢，比一般人更容易发生便秘；禁食蔬菜、水果不仅会增加便秘、痔疮等疾病的发生，还会造成某些微量营养素的缺乏，影响乳汁中维生素和矿物质的含量，进而影响宝宝的生长发育。因此哺乳期妈妈要重视蔬菜、水果的摄入。

哺乳期妈妈饮食中还有很重要的一点是"食不过量"。

传统习惯非常重视"坐月子"时的食补，妈妈们要消耗大量的禽、蛋、鱼和肉类等。过多的动物性食物摄入，使妈妈们蛋白质、脂肪摄入过量，体重增加，消化系统和肾脏的负担也增加；同时其他食物的摄入降低，使维生素和矿物质的摄入减少，导致营养不均衡。因此，哺乳期食物应均衡多样，但不宜过量。

小·贴士

月子期一天膳食搭配举例1：

早餐：菜肉包子，小米红枣稀饭，拌海带丝；

早点：牛奶；

午餐：豆腐鲫鱼汤，炒黄瓜，米饭；

午点：苹果；

晚餐：炖鸡汤，虾皮炒小白菜，米饭；

晚点：牛奶，煮鸡蛋。

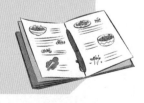

月子期一天膳食搭配举例2：

早餐：肉包子，红薯稀饭，拌黄瓜；

早点：牛奶，煮鸡蛋，苹果；

午餐：生菜猪肝汤，丝瓜炒牛肉，大米饭；

午点：橘子；

晚餐：青菜炒千张，香菇炖鸡汤，玉米面馒头，蒸红薯；

晚点：牛奶煮麦片。

引自《中国居民膳食指南 2016》推荐的月子餐搭配。

❓ 红糖、鸡蛋、小米粥一定要吃吗？

小米粥和鸡蛋被老人们视为"标准月子餐"中的必备品。在我国华北、东北的大部分地区，按照传统的做法，坐月子期间只能吃小米粥和鸡蛋两种食物。但小米和鸡蛋的营养是有限的，不能满足妈妈们所有的营养需要；过量摄入的蛋白质也无法为人体所吸收，反而加重肾脏负担。

红糖是指由甘蔗加工，没有经过高度精炼的糖，其内含有一定的营养物质，尤其含有一些铁质，适宜妈妈们饮用。老一辈认为，红糖可补血，还能促进恶露的排出和子宫的修复等，因此很多新妈妈在月子里都在长辈的要求下喝下很多红糖水。在物资稀缺的过去，红糖价格便宜，获取方便，的确是比较好的补品，但现在我们的膳食中动物瘦肉、肝脏及动物血制品等含铁都很丰富，并且含有其他多种微量元素，营养价值远大于红糖。过多的饮用红糖会影响其他营养的摄入，特别是孕期血糖有问题的妈妈们更不适宜。因此，红糖已经不是妈妈们在坐月子期间非吃不可的饮食，若一定要饮用，以不超过 7 ~ 10 天为宜。

? 哺乳期如何喝汤？

泌乳量和新妈妈们每天摄入的水量密切相关，由于新妈妈基础代谢较高，出汗多，再加上乳汁分泌，需水量高于一般人，因此宜多喝一些汤水。老一辈认为：汤营养丰富，如果吃不了肉，只喝汤也就够了。但实际上，汤水

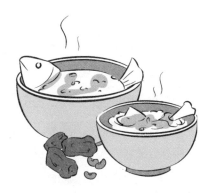

的营养是有限的，食物的营养成分只有少部分能溶解在汤中，汤内蛋白质偏低，脂肪、嘌呤又过多，过量喝汤还会影响其他主食和肉类的摄入，反而造成贫血和营养不良。

喝汤也是有一定讲究的：首先，餐前不宜多喝，以免影响进食；其次，喝汤的同时，不能不吃肉，因为肉汤的营养成分远远不能满足妈妈和宝宝的营养；再次，喝的汤应尽量清淡、少油，或者把汤上面那层油去掉后再喝，因汤内脂肪含量较高，容易引起宝宝消化不良，引起腹泻；最后，可以根据妈妈的需求，加入有助于补血或催乳的辅料，如红枣、红糖、猪肝、子鸡、黄豆、猪蹄等。

有的老人担心妈妈没有奶，一旦妈妈可以进食就给其喝催乳汤。

实际上，刚分娩的妈妈消化能力较弱，所以应摄入容易被消化而不油腻的食物，脂肪含量高的汤水应尽量避免；且刚出生的宝宝对奶的需求其实很少，过早补养容易让新妈奶水淤积，导致乳房胀痛，还容易患上急性乳腺炎，这是不可取的。

坐月子，新妈妈和宝宝如何科学进食？

问题二十一

？ 影响泌乳的因素有哪些呢？

除了营养状况以外，妈妈产后情绪、心理、睡眠，宝宝频繁的吸吮刺激，以及烟酒、浓茶和咖啡的刺激，都会对泌乳产生影响。

产后妈妈焦虑、担忧、缺乏自信或情绪低落，都会对乳汁分泌产生负性作用，影响乳汁分泌。为了保障泌乳，妈妈应保持愉悦的心情、树立信心，规律生活，保障每天 8 小时以上的睡眠，避免过度疲劳。家人也应充分关怀新妈妈，帮助其调整心态，舒缓压力。

婴儿有力吸吮乳头的刺激，对于乳汁的分泌和排空都非常重要。妈妈的奶水越少，越要增加宝宝吮吸的次数，坚持让宝宝频繁吸吮，刺激泌乳反射。

为了保障乳汁的充足，哺乳应做到"三早"：早接触、早吸吮、早开奶。

早接触、早吸吮是指宝宝出生后即可趴在妈妈的怀里，皮肤贴近妈妈的皮肤，并让宝宝吸吮妈妈的乳头，由于宝宝的吸吮动作刺激乳房，可加速妈妈脑垂体催乳素的分泌，及早开奶；同时由于乳头的刺激使脑垂体产生催产素，可促进子宫收缩，减少产后出血，也利于妈妈的产后恢复。

大麦及其制品如大麦芽、麦芽糖等食物有回乳作用，所以准备哺乳的新妈妈应避免食用。

吸烟、饮酒会影响乳汁分泌，烟草中的尼古丁和酒精也可通过乳汁进入婴儿体内，影响婴儿的睡眠及精神运动发育。我国某些地区有给产妇喝"月子酒"或用月子酒煮"月子菜"的传统，认为其营养价值好，利于产后妈妈恢复身体，实际上，酒精不仅会导致奶水减少，泌乳反射推迟，还会影响宝宝的睡眠和发育，即使将月子菜煮沸后，其内仍有部分酒精残留，哺乳的妈妈是万万不可食用的。此外，茶和咖啡中的咖啡因可能经乳汁分泌，造成婴儿兴奋，因此乳母也应避免引用浓茶和咖啡。

❓ 剖宫产影响泌乳吗？

剖宫产本身不影响妈妈初乳的分泌，但我们在生活中经常观察到剖宫产的妈妈比顺产的妈妈乳汁分泌少或延迟的现象。实际上，由于剖宫产后母亲的身体处于麻醉恢复状态，没能及时和宝宝接触，术后短期内饮食受限，加上伤口疼痛不适影响了正确的哺乳姿势，从而导致母婴接触晚、哺乳次数不足，哺乳有效性差，表现出乳汁溢出相应减少或推迟。也有的剖宫产妈妈因为手术中使用麻醉药的关系，一直纠结到底该不该给宝宝喂奶，而错过最佳哺乳期。

实际上，能进入血液进而从乳汁分泌出来的麻醉药物浓度非常非常低，并不用担心会影响孩子的健康。

经过科学家研究发现，剖宫产与阴道分娩的妈妈们泌乳量长期来看是没有差异的。剖宫产的妈妈只要树立信心，注意做到早接触、早吸吮、早开奶，按需哺乳，同样可以顺利进行母乳喂养。

❓ 产后运动

中国人的传统观念认为产后"坐月子"应多吃少动，才能养好身体。其实不然，哺乳期妈妈进行一定强度的、规律性的身体活动和锻炼，不但不会影响母乳喂养的效果，并且有利于产后恢复，减少产后并发症

俯卧位

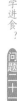

的发生。在保证充足的休息和睡眠、避免过劳和过早负重的前提下，按适宜的运动方式进行适当强度的身体活动和锻炼，如做产后健身操，产褥期后逐渐开始增加有氧运动，如散步、慢跑等，每天从 15 分钟缓慢增加到 45 分钟，每周坚持 4 ~ 5 次，可促使产妇机体复原，保持健康。

（刘冬　周容）

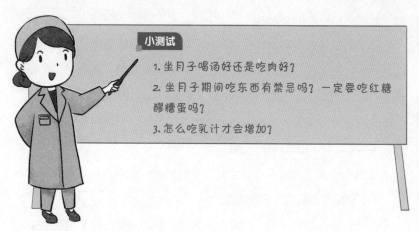

小测试

1. 坐月子喝汤好还是吃肉好？

2. 坐月子期间吃东西有禁忌吗？一定要吃红糖醪糟蛋吗？

3. 怎么吃乳汁才会增加？

问题二十二	如何在心理上做个健康的准妈妈／新妈妈？

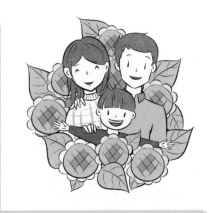

　　小王今年36岁，是一家外企的高级职员，目前怀孕7个月了。作为一名准妈妈，她得到了家人无微不至的照顾。但不知为什么，自从怀孕以来，她总感觉情绪很低落，整天胡思乱想。刚开始怀孕时，就有一些念头在脑中挥之不去："我的事业发展还在上升期，但是年纪也不小了，想要这个孩子，但会不会影响我的事业呢？""我到底有没有能力孕育出一个聪明健康的宝宝呢？""我最近接触了一些可能对宝宝不利的因素，比如感冒药、噪音、宠物、电脑等，这些会引起胎儿畸形吗？""我已是高龄孕妇，会不会生一个唐氏综合征宝宝啊？""高龄怀孕对我的身体有没有害处呢，会不会危及自己的生命呢？"随着肚子里宝宝逐渐长大，新的担忧又出现了："胎儿系统超声看得清楚吗？我的宝宝手脚都健全吗？""宝宝的胎位正常吗？""脐带绕颈怎么办，能顺产吗？"小王就在这样的思想包袱下，变得越发沮丧、抑郁，对任何事物都提不起兴趣，以前温和的性格也变得暴躁易怒。看到别的准妈妈兴高采烈地为即将降临的小宝宝做着各种准备，她也暗暗责备自己为什么就进入不了状态。小王和丈夫本来觉得这种状况也许只是一时的情绪波动，慢慢就会好的。但是问题越来越严重，他们只好请教专家，终于明白原来这就是所谓的孕期抑郁症。

孕期抑郁症和产褥期抑郁症是困扰孕产妇的两种常见的精神综合征，国内外的研究显示，孕期抑郁症的发生率为 9.6% ~ 32.5%，产褥期抑郁症的发生率为 5.45% ~ 30%。下面我们就来说说这两种精神综合征。

❓ 为什么会患上孕期抑郁症呢？

孕期抑郁症是指在怀孕期间，准妈妈出现抑郁、沮丧、悲伤、激动、烦躁、哭泣，应付能力差，重者出现幻觉或自杀等一系列精神障碍。多发生于妊娠中后期。其发生原因与以下因素有关。

孕期激素水平的变化。

孕期激素水平的急剧变化，可以影响大脑中调节情绪的神经递质的变化，对外界刺激的反应比较强烈。这将使孕妇比以往更容易感觉焦虑，也是导致孕期发生抑郁症的生物学基础。因此，当准妈妈开始感觉比以往更易焦虑和抑郁时，应注意提醒自己，这些都是妊娠期间的正常反应，以免更加痛苦和失望。

家族或个人的抑郁史。

如果准妈妈的家族或准妈妈本人曾有过抑郁症病史，那么就更易患上孕期抑郁症。

不良心理因素的推波助澜。

有些准妈妈对怀孕没有充分的心理准备，或者因怀孕后体态、体重的改变，使注重形体和外表的准妈妈受到挫折而产生抑郁情绪；或者因为呕吐时间过长而焦虑不安；或者因为担心胎儿而心理压力过大；或者与丈夫关系紧张，觉得家人不够关心自己；等等。如果无法自行解决不良情绪，最好立即找有关专家进行咨询。

❓ 孕期抑郁的症状有哪些呢？

一般来说，孕期抑郁的症状可以概况为以下几点：

（1）心情压抑，对外界事物均不感兴趣，莫名其妙地想哭，并感觉身体不适。

（2）思维迟钝，记忆力和注意力下降，理解能力明显减退；动作减少，行动呆板。

（3）性格明显改变，情绪起伏大，焦虑、消沉、心情压抑、喜怒无常，以前温和的性格变得暴躁易怒。

（4）食欲增加或者食欲不振；长达数周甚至数月失眠。

（5）感觉疲乏无力、懒散，甚至对日常生活、简单的工作或家务活也懒于应付。

（6）整天胡思乱想，坐立不安，一会儿害怕流产，一会儿担心胎儿畸形，一会儿担心分娩危险和疼痛等；或者常自责、自卑。

（7）有自我伤害或伤害胎儿的想法，认为孩子出生后会和妈妈一样受苦，不如不来到这个世上，从而出现自杀自伤行为。

❓ 孕期抑郁对准妈妈和宝宝有哪些影响？

孕期抑郁可能引起多种妊娠并发症，对妊娠结局产生不利影响，如早产、产程延长、产后出血、低出生体重、剖宫产率和新生儿监护率增加等。因此，它不仅对准妈妈的身心健康构成较大的威胁，同时也会殃及宝宝。

导致流产。

孕期抑郁症患者体内皮质醇含量明显升高，皮质醇可以抑制黄体酮的分泌，而黄体酮对维持健康的妊娠过程至关重要。因此，可能导致自发性流产。

影响宝宝生长，导致低出生体重。

抑郁可以直接影响准妈妈的自我照料，并间接影响宝宝生长，导致低出生体重，增加产时风险，甚至出现死产。

影响宝宝精神发育。

美国的一项研究表明，患孕期抑郁症的准妈妈，生出急性子宝宝的可能性要比正常准妈妈大，她们的宝宝哭得相对厉害，带起来更为费劲。可能是由于孕期抑郁症的准妈妈激素分泌发生了变化，从而影响宝宝的精神发育。同时，孕期抑郁症分娩后新妈妈带孩子的方式也可能影响宝宝的精神发育。另一项研究显示，孕期抑郁症新妈妈的宝宝患自闭症的风险明显增高。

以上种种负面影响提醒有抑郁倾向的各位准妈妈们，请尽量调整自己的心态，努力放松自己的心情。

？ 准妈妈如何调整自己的不良情绪呢？

（1）可以通过阅读关于怀孕与分娩方面的科普读物来消除恐惧与担忧心理，相信产前检查，保证足够的睡眠，注意营养的合理搭配。必要时可以参加孕期培训班，多与其他准妈妈交流孕期心得，帮助自己保持心神安定。

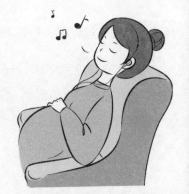

（2）通过采取以下几种方式，保持一种平和恬静的心态。准妈妈的心情可以影响宝宝的性格，所以为了下

一代的快乐，要学会控制和平抚自己的情绪，不要把坏心情传给下一代。

① 告诫法：要经常告诫自己，不要生气、不要着急，宝贝正在看着呢。

② 释放法：可以通过写信、写日记，或向朋友叙说自己的处境和感情，使烦恼烟消云散。

③ 协调法：每天抽空到家附近的公园、宁静小路上散散步，做做体操，或者每天花 20 分钟静静地听听音乐，心情会变得舒畅，并消除紧张情绪。

④ 积极社交法：闭门索居只会让人郁郁寡欢，广交朋友，将自己置身于积极乐观的人群中，充分享受友情、亲情的欢乐，从而使情绪得到积极感染。

⑤ 美容法：改变一下自己的形象，换一个发型，换一件衣服，使自己保持良好的心情。

（3）懂得寻求家庭成员特别是丈夫的帮助和关怀。多跟家人待在一起，保持亲切愉快的交流。要善于表达自己的情绪，向亲人倾诉自己的恐惧和担忧，寻求他们的帮助。

（4）如果发现自己通过各种努力仍然陷入痛苦和失望的情绪中不能自拔，以至于不能胜任日常工作和生活，甚至有伤害他人和自己的冲动，那么应该立即去医院就诊。

? 为预防孕期抑郁，准爸爸能做什么呢？

妊娠期是准妈妈的心理脆弱期，尤其是第一次怀孕的准妈妈，这一时期更需要得到家人的照顾和关心。

研究表明，夫妻亲密关系与孕期抑郁情绪密切相关。家人的照顾和支持、良好的夫妻关系是焦虑、抑郁情绪的保护性因素，而不良的夫妻关系是抑郁的危险因素。因此，在妊娠过程中，准爸爸应该给予准妈妈更多的关爱，当好准妈妈的开心果，创造一个轻松自在、和谐融洽的家庭氛围，以降低准妈妈孕期不良情绪的发生，以愉快的心情孕育新的生命。

给准妈妈和小宝宝讲故事。

随着孕周的增加，准妈妈会觉得很难找到一个舒服的体位睡觉，甚至不能平躺。但如果丈夫能在准妈妈睡觉之前给她和宝宝讲一个有趣的故事，就可以分散她的不适感，同时还可以达到胎教的目的。

让准妈妈与幽默亲密接触。

准爸爸要有意识地收集一些笑话以及好玩的传闻，在餐桌上好好发挥喜剧才华，让准妈妈经常开怀大笑。

当一个尽心的厨师。

请准爸爸穿上围裙，做几道可口又营养的拿手好菜，为准妈妈献上一顿温馨的晚餐。不要担心你的厨艺不精，没有关系，准妈妈能体会到深深的爱意。

抽出时间，多一点陪伴。

抽空陪她一起逛街、运动。闲暇时请帮她剪指甲和洗头，这样的举动能够给准妈妈提供安全感。即使可能有些无聊，但准妈妈的快乐只是在于你能够和她一起分享，所以你能够陪她越多就越好。

经常献殷勤。

给准妈妈写一封信，告诉她你爱她的原因和一些甜蜜的话，别忘了附上一些小礼品。浪漫、惊喜和傻气的结合肯定能够给准妈妈带来一个温暖的孕期。

❓ 什么是产褥期抑郁症？

产妇在产褥期内出现抑郁症状称为产褥期抑郁症。

主要表现是抑郁，多在产后 2 周内发病，产后 4 ~ 6 周症状明显。多表现为心情压抑、沮丧、易激惹、感情淡漠、不愿与他人交流，对自身及婴儿的健康过度担忧；也可能表现为对生活、家庭缺乏信心，主动性下降，对生活感到厌倦，对事物反应迟钝、注意力不集中，食欲、性欲明显减退；也可能出现躯体症状，如头晕、头痛、心率加快、呼吸增加、胃部不适、便秘等。严重者可出现思维障碍、迫害妄想，甚至出现伤婴或自杀行为。

❓ 哪些高危因素可能导致产褥期抑郁症？

多产、有不良生育史、不易怀孕、青少年妈妈、有妊娠合并症及并发症、宝宝正在住院、早产、家庭关系不和睦、宝宝性别与期望不符等。

❓ 怎样预防产褥期抑郁症呢？

重视围生期保健，主动参加孕妇学校，了解有关妊娠和分娩的相关知识，减轻自己对妊娠和分娩过程的紧张、恐惧心情。

对于有精神病家族史的孕妇，家人应该给予更多的关心，避免给新妈妈不良刺激。

丈夫及家人应该关心、体贴新妈妈，营造良好的家庭氛围，加强与新妈妈的沟通，缓解其焦虑情绪。耐心倾听新妈妈诉说心理困扰，做好心理疏导工作，帮助其解除不良的社会、心理因素，减轻她们的心理负担。

在专业医学人士的指导、帮助下，新妈妈应逐步适应母亲角色，增强其自信心，并养成良好的睡眠习惯。

❓ 发生产褥期抑郁症，该怎么办呢？

首先是心理治疗。准妈妈需要及时向专业的医生和心理咨询师寻求帮助，在医生的指导下调整心态，增强自信心，提高自我价值意识，养成良好的睡眠习惯；并且在医生的心理辅导下，解除致病的心理因素。家人应该给予新妈妈更多的关心和无微不至的照顾。

病情严重者需要辅以抗抑郁症的药物治疗，应选择不进入乳汁的药物，常用的有氟西汀、阿米替林、舍曲林等。

总之，孕期及产后的抑郁状态会严重危害准妈妈／新妈妈和宝宝的健康。准妈妈（新妈妈）应充分重视，积极通过各种方式调整自己的不良情绪，家人应该给予更多的关心和照顾，必要时寻求专业人士的帮助并及时治疗。

（林小娟　周　容）

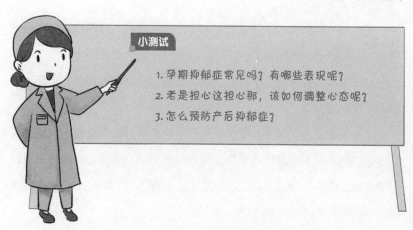

小测试

1. 孕期抑郁症常见吗？有哪些表现呢？

2. 老是担心这担心那，该如何调整心态呢？

3. 怎么预防产后抑郁症？